Ruchika Guleria
Gurpreet Kaur

Reagentes de fase aguda

Ruchika Guleria
Gurpreet Kaur

Reagentes de fase aguda

Como biomarcador de doenças orais e sistémicas

ScienciaScripts

Imprint

Any brand names and product names mentioned in this book are subject to trademark, brand or patent protection and are trademarks or registered trademarks of their respective holders. The use of brand names, product names, common names, trade names, product descriptions etc. even without a particular marking in this work is in no way to be construed to mean that such names may be regarded as unrestricted in respect of trademark and brand protection legislation and could thus be used by anyone.

Cover image: www.ingimage.com

This book is a translation from the original published under ISBN 978-620-7-99687-2.

Publisher:
Sciencia Scripts
is a trademark of
Dodo Books Indian Ocean Ltd. and OmniScriptum S.R.L publishing group

120 High Road, East Finchley, London, N2 9ED, United Kingdom
Str. Armeneasca 28/1, office 1, Chisinau MD-2012, Republic of Moldova, Europe
Printed at: see last page
ISBN: 978-620-7-97709-3

<u>RECONHECIMENTO</u>

Reconheço humildemente a presença de Deus e agradeço ao Todo-Poderoso, cuja fé inabalável me ajudou a superar sem problemas a tarefa de publicar com êxito este manuscrito.

É, de facto, um ponto de viragem na minha carreira de estudante escrever algumas palavras de imensa gratidão a certas pessoas que tiveram um enorme impacto na minha forma de ver as coisas, não como elas são, mas como deveriam ser.

É com grande orgulho e honra que presto homenagem à **Dra. Gurpreet Kaur, Professora e Diretora do Departamento de Periodontia e Implantologia Oral** do National Dental College and Hospital Derabassi. A sua presença na minha orientação quotidiana fará para sempre parte de mim e será uma recordação valiosa para guardar ao longo da minha vida. Estou-lhe eternamente grato. Não será exagero dizer que, se não fosse o seu conhecimento enciclopédico, as suas ideias, as suas críticas estimulantes e o seu escrutínio imaculado, o trabalho não teria visto a luz do dia.

Ficarei para sempre em dívida e grato à **Dra. Navneet Kaur, leitora do Departamento de Periodontia e Implantologia Oral** do National Dental College and Hospital, Derabassi, pela sua atitude de ajuda constante e pelos valiosos conselhos que me deu durante todo o período de realização deste trabalho de dissertação. Ela deu-me toda a ajuda e orientação possíveis durante todos estes dias. O seu apoio infalível, os seus esforços incansáveis, a sua orientação inabalável e o seu encorajamento constante permitiram-me realizar este trabalho da melhor forma possível.

Os meus mais sinceros agradecimentos ao **Dr. Sumit Kaushal, Professor do Departamento de Periodontia e Implantologia Oral** do National Dental College and Hospital, Derabassi, pela sua paciência, pelo seu firme encorajamento e pelo seu apoio desinteressado e infalível ao *trabalho.*

*Não tenho palavras para exprimir a minha gratidão ao **Dr. Deeksha Ahuja Jhatta, professor catedrático do Departamento de Periodontia e Implantologia Oral** do National Dental College and Hospital, Derabassi, pelo seu encorajamento, sugestões, ideias e apoio constante.*

*Gostaria de exprimir a minha sincera gratidão ao **Tenente-Coronel Gurbir Singh Sandhu, Presidente** do National Dental College and Hospital, Derabassi.*

*É com imenso prazer que transmito a minha profunda gratidão ao meu respeitado **Diretor, Dr. Vinay S Dua,** pela permissão, ajuda e orientação durante a realização deste trabalho e por me ter deixado orgulhoso ao fornecer-me a marca de ser um produto desta instituição.*

*As palavras parecem inadequadas para expressar a minha gratidão ao meu estimado pai**, Sr. Mohinder Singh, e** à minha respeitada mãe**, Sra. Shivani Guleria,** pelo seu amor, bênçãos, motivação, apoio e afeto. É graças ao seu trabalho árduo e à sua dedicação que hoje posso exprimir os meus agradecimentos a todos.*

*Estou grato pelo apoio do meu **irmão mais novo, Sahil Guleria**, que sempre me deu uma mãozinha sempre que precisei. Sou verdadeiramente abençoada por ter **amigos** como a **Dra. Priyanka Badhwar, o Dr. Santushti Dogra, o Sr. Nikhil Vinayak, o Sr. Tarun Sharma** e **o Sr. Neeraj Sharma.** Estiveram sempre ao meu lado, oferecendo-me apoio e encorajamento inabaláveis, e tornaram-se os meus pilares de força ao longo das provações da vida. Esta dedicatória é um sinal de apreço pela minha família e amigos que sempre se empenharam no meu crescimento e bem-estar.*

*Um sincero agradecimento vai para os meus PGs séniores: **Dr. Akshit, Dr. Arru, Dr. Shefali, Dr. Umesh, Dr. Bhavya, Dr. Harleen, Dr. Natasha e Dr. Tulica,** bem como aos meus **co-PGs: Dra. Meghna, Dra.***

***Numrah** e **Dra. Rakshita**. O seu apoio, encorajamento e assistência constantes foram fundamentais para a conclusão bem sucedida deste projeto.*

Dr. Ruchika Guleria

LISTA DE ABREVIATURAS

1.	APP	Acute Phase Proteins
2.	AAR	Acute Phase Response
3.	CRP	C- Reactive Protein
4.	IL	Inter Leukin
5.	TTR	Transthyretin
6.	SAA	Serum Amyloid A
7.	PMNL	Polymorphonuclear Leukocytes
8	SAP	Serum Amyloid P
9.	AGP	Acid Glycoproteins
10.	HSP	Heat Shock Proteins
11.	IGF	Insulin like Growth Factor
12.	TNF	Tumour Necrosis Factor
13.	CNTF	Ciliary Neurotrophic Factor
14.	CT	Cardiotrophin
15.	RBC	Red Blood Cells
16.	AAT	Alpha-1 Antitrypsin
17.	t-PA	Tissue Plasminogen Activator
18.	PDGF	Platelet Derived Growth Factor
19.	APC	Antigen Presenting Cells
20.	IFNs	Interferons
21.	ELISA	Enzyme-Linked Immunosorbent Assay
22.	PCR	Polymerase Chain Reaction
23.	ACTH	Adrenocorticotrophic Hormone
24.	AAG	Alpha 1- Acid Glycoprotein
25.	RIA	Radioimmunoassay
26.	ROS	Reactive Oxygen Species
27.	HIV	Human Immunodeficiency Virus
28.	GCF	Gingival Crevicular Fluid
29.	NGAL	Neutrophic Gelatinase Associated Lipocalin
30.	hsCRP	High Sensitive C-Reactive Protein
31.	AGE	Advanced Glycation Endproducts
32.	RAGE	Receptor For Advanced Glycation Endproducts
33.	TF	Transferring

34.	**AL**	Attachment Level
35	**SNP**	Single Nucleotide Polymorphism
36	**VNTR**	Variable Number Of Tandem Repeat
37	**RFLP**	Restriction Fragment Length Polymorphism
38	**RID**	Radial Immunodiffusion Assay
39	**AgP**	Aggressive Periodontitis
40	**CVD**	Cardio Vascular Disease
41	**T2DM**	Type 2 Diabetes Mellitus
42	**COPD**	Chronic Obstructive Pulmonary Disease
43	**NSAIDs**	Non-Steroidal Anti- Inflammatory Drugs
44	**DMARDs**	Disease-Modifying Anti-Rheumatic Drugs
45	**NAPI**	Nutritional And Acute-Phase Indicator

Índice

INTRODUÇÃO

No âmbito da investigação médica e da prática clínica, é fundamental compreender o mecanismo intrincado da resposta do organismo à inflamação, infeção e lesão. Entre a miríade de biomarcadores e vias fisiológicas envolvidas nesta complexa interação, os reagentes de fase aguda destacam-se como intervenientes fundamentais. Quando o organismo se depara com estímulos nocivos, o sistema imunitário inicia uma resposta rápida e coordenada conhecida como resposta de fase aguda.[8] A resposta sistémica à doença consiste num aumento da produção de um número de proteínas plasmáticas no fígado, coletivamente designadas por proteínas de fase aguda.[1] A maioria das proteínas da fase aguda são glicoproteínas, que desempenham uma variedade de papéis na resposta homeostática a lesões. As proteínas de fase aguda nos seres humanos diferem substancialmente na magnitude do seu aumento após o início da lesão. A concentração sérica de várias destas proteínas aumenta rapidamente durante a infeção e as concentrações podem aumentar 2 a 100 vezes e permanecer elevadas durante toda a infeção.[2]

Em 1930, o interesse centrou-se nestas alterações com a descoberta da PCR (assim designada porque reagia com o polissacárido C pneumocócico) no plasma de doentes durante a fase aguda da pneumonia pneumocócica. Por conseguinte, estas alterações sistémicas têm sido referidas desde então como resposta de fase aguda, apesar de acompanharem tanto as doenças inflamatórias agudas como as crónicas.[3] As proteínas de fase aguda são definidas como uma classe de proteínas cujas concentrações plasmáticas são alteradas em pelo menos 25% [aumento (proteínas de fase aguda positivas) ou diminuição (proteínas de fase aguda negativas)] em resposta à inflamação. As proteínas de fase aguda podem ser divididas em dois grupos: tipo I e tipo II.

As proteínas do tipo I incluem a amiloide sérica A, a proteína C-reactiva, o complemento C3 e a glicoproteína α1-ácida, que são induzidas pelas citocinas pró-inflamatórias do tipo IL-1 (IL-1 e fator de necrose tumoral).

As proteínas de fase aguda do tipo II incluem o fibrinogénio, a haptoglobina, a α1-antitimotripsina, a α 1-antitripsina, a α 2-macroglobulina e são induzidas pelas citocinas do tipo IL-6.

O objetivo da reação de fase aguda é contrariar o desafio subjacente, a fim de restaurar a homeostase o mais rapidamente possível. Este resultado é conseguido isolando e destruindo os organismos infecciosos, ou removendo as moléculas nocivas, e activando o processo de reparação. A reação de fase aguda inclui uma vasta gama de alterações neuroendócrinas, hematopoiéticas, metabólicas e hepáticas.[4] São induzidas por hormonas proteicas denominadas citocinas, que actuam como mensageiros entre o local da lesão e os hepatócitos que sintetizam as proteínas de fase aguda.[1] No local da lesão, desempenham um papel importante na cicatrização de feridas. Verificou-se que desempenham um papel essencial na inibição das proteases extracelulares, na coagulação do sangue, na fibrinólise, na modulação da função das células imunitárias e na neutralização e eliminação de componentes nocivos da circulação.[2] A estimativa dos níveis plasmáticos de APPs pode ser útil como auxiliar de diagnóstico, ajudando a diferenciar doenças inflamatórias de não inflamatórias. Os níveis de APPs também podem ser importantes para a gestão dos doentes, uma vez que geralmente reflectem a extensão e a intensidade do processo inflamatório e a resposta e necessidade de intervenções terapêuticas.[3]

Resposta de fase aguda:-

A primeira reação do organismo ao stress imunológico é a resposta inata, não específica, que precede as reacções imunitárias específicas. A resposta de fase aguda (RFA) é uma reação sistémica proeminente do organismo a perturbações locais ou sistémicas da sua homeostasia causadas por infeção, lesão tecidular, traumatismo ou cirurgia, crescimento neoplásico ou perturbações imunológicas.[4]

O objetivo destas respostas é restaurar a homeostasia e eliminar a causa da sua perturbação. As caraterísticas da resposta sistémica de fase aguda incluem (i) febre (ii) neutrofilia (iii) alterações no metabolismo lipídico (iv) hipoferremia (v) aumento da gluconeogénese (vi) aumento do catabolismo proteico e transferência de aminoácidos do músculo para o fígado (vii) ativação das vias do complemento e da coagulação (viii) alterações hormonais e (ix) indução de proteínas de fase aguda.[2]

Qualquer dano nos tecidos durante estes processos leva à libertação de citocinas pró-inflamatórias. Estas citocinas, o óxido nítrico e os glucocorticóides desencadeiam e modulam a reação sistémica de fase aguda e a resposta proteica hepática de fase aguda. As infecções bacterianas conduzem normalmente a uma forte resposta sistémica de fase aguda, devido à forte reação das células do sistema mononuclear-fagocítico. O TNF-α e a IL-1β são induzidos em resposta à endotoxina. Nas infecções virais, a RPA é geralmente mais ligeira. As principais citocinas libertadas pelas células infectadas são principalmente os interferões (IFN), especialmente o IFN γ das células inflamatórias mononucleares, embora o TNF-α e a IL-1β das células dos tecidos também possam estar envolvidos.[4]

Reactores de fase aguda na periodontite

A periodontite é uma doença inflamatória crónica de baixo grau dos tecidos de suporte dos dentes que pode levar à perda de dentes e pode aumentar os níveis sanguíneos de marcadores inflamatórios, incluindo IL-6, PCR e fibrinogénio.[5] As citocinas e mediadores pró-inflamatórios estão significativamente elevados, com inflamação gengival durante a fase destrutiva da periodontite.[2] A PCR tem sido utilizada como um marcador de diagnóstico e prognóstico de muitas condições agudas e crónicas, sendo a periodontite uma delas. Estudos recentes demonstraram que os níveis séricos de proteína C-reactiva em doentes com doença periodontal estão elevados, proporcionando um mecanismo potencial para associar a doença periodontal destrutiva a um risco acrescido de outras complicações ateroscleróticas.[6] As citocinas parecem desempenhar um papel importante nos sintomas clínicos e na destruição dos tecidos associada à progressão da periodontite. Existem também fortes evidências de que as citocinas provocam a resposta sistémica de fase aguda em várias doenças inflamatórias crónicas. Muitas destas citocinas são derivadas de macrófagos activados e podem atuar tanto local como distalmente para amplificar a produção de citocinas de outros tipos de células (tais como fibroblastos e células endoteliais), que depois emergem dos tecidos locais e podem iniciar respostas sistémicas de fase aguda.[2]

Devido à colonização bacteriana crónica dos aspectos supragengivais e subgengivais dos dentes, o tecido gengival justaposto demonstra frequentemente algum nível de inflamação localizada. À medida que a periodontite avança, ocorrem alterações nos mediadores inflamatórios locais do hospedeiro, o início de uma resposta específica localizada do hospedeiro e, finalmente, observa-se uma resposta de anticorpos séricos contra as bactérias. Assim, a medição das proteínas séricas de fase aguda pode ajudar a identificar um subgrupo de pacientes com maior risco de doença destrutiva ou a revelar os pacientes que estão a passar por um processo de colapso periodontal.[2]

A concentração sérica máxima de APPs é normalmente atingida dentro de 24 a 48 horas após o início. As suas actividades podem ser reforçadas indiretamente pela ativação do eixo hipófise/adrenal, que envolve a síntese da hormona adrenocorticotrófica (ACTH) e a subsequente produção de cortisal. O aumento dos glucocorticóides durante a RPA resulta da estimulação por citocinas do eixo hipófise-adrenal para produzir a hormona adrenocorticotrófica. Consequentemente, observa-se um aumento da corticosterona, o principal glucocorticoide, mais tarde do que o aparecimento da IL-6. O cortisol pode aumentar a expressão dos receptores de IL-6 nas células hepáticas, promovendo assim a síntese de APPs mediada por IL-6. Observa-se um declínio que coincide com a recuperação da infeção e, geralmente, as regulações de retroalimentação limitam a resposta, levando à sua resolução no prazo de 4-7 dias após o estímulo inicial, se não ocorrerem outros estímulos. Quando o estímulo do recetor tem impulsos repetidos, a RAP pode tornar-se crónica.[1] O mecanismo de retroalimentação envolve tanto os reactores de fase aguda sintetizados pelo fígado como factores neuroendócrinos do sistema nervoso central, que contribuem para a regulação da resposta de fase aguda à inflamação.[7]

REVISÃO GERAL

CLASSIFICAÇÃO DOS RECETORES DE FASE AGUDA

> ➢ **COM BASE NA CONCENTRAÇÃO DE PROTEÍNAS**

PROTEÍNAS DE FASE AGUDA NEGATIVAS

Os reagentes de fase aguda negativos são proteínas cujas concentrações plasmáticas diminuem em resposta à inflamação. Algumas das PFA negativas descritas são a albumina, a transferrina, a globulina de ligação ao cortisol, a pré-albumina [(transtirretina (TTR)] e as proteínas de ligação ao retinol.[1] A sua diminuição indica um aumento temporário da disponibilidade de hormonas livres ligadas a estas proteínas. Na desnutrição e nas infecções crónicas, a resposta das variáveis positivas da fase aguda pode ser menos evidente.[4]

PROTEÍNAS DE FASE AGUDA POSITIVAS

As proteínas positivas de fase aguda (APPs) incluem proteínas C-reactivas (CRPs), proteínas de ligação à manose, α1 tripsina, α1 antitimotripsina, fibrinogénio, protrombina, fator VIII, fator de Von Willebrand, fator do complemento e amiloide sérico A (SAA).[1] . A proteína muscular serve como um reservatório primário para os aminoácidos necessários para a síntese de APP. Embora a composição baseada em aminoácidos entre as APPs e a proteína muscular seja diferente, as necessidades de fenilalanina, triptofano e tirosina exigem a mobilização de proteína muscular em quantidades substancialmente maiores (3 vezes) do que a quantidade de APPs sintetizadas. A concentração plasmática de APPs é determinada tanto pela produção como pelo catabolismo. As APPs de reação rápida, como a proteína amiloide sérica A e a proteína C reactiva, tornam-se detectáveis dentro de 4-5 horas após um estímulo inflamatório. Outras APPs, como a proteína de ligação aos lipopolissacáridos, a haptoglobina e o fibrinogénio, apresentam aumentos a partir de cerca de 8 horas após o estímulo. Após um único estímulo, os níveis destas proteínas permanecem elevados durante pelo menos 24 horas e começam a diminuir após 48 horas.

As APPs positivas são consideradas como tendo funções gerais na opsonização e captura de microrganismos e seus produtos, na ativação do complemento, na ligação de restos celulares como fracções nucleares, na neutralização de enzimas, na eliminação de hemoglobina livre e radicais e na modulação da resposta imunitária do hospedeiro.[4]

QUADRO 1: PROTEÍNAS DE FASE AGUDA POSITIVAS E NEGATIVAS

Positive acute phase proteins	Negative acute phase proteins
TNF – α	Transthyretin
IL – 1	Retinol Binding protein
Cortisol	Transferrin
Serum amyloid A	Albumin
IL – 6	Iron
C – reactive protein	Zinc
Haptoglobin	Calcium
α1 – Acid glycoprotein	
Fibrinogen	
Ceruloplasmin	
Copper	

> **COM BASE NO MODO DE ACÇÃO** [110]

- **Certos factores de proteção celular/inibidores de proteases**: Estas proteínas funcionam através da inibição de proteases, modulando assim os processos inflamatórios. Exemplos incluem a α1 antitripsina e a α1 antimotripsina.

- **Proteínas da coagulação**: Desempenham papéis cruciais na cascata de coagulação, facilitando a hemostase e a cicatrização de feridas. O fibrinogénio e a protrombina são membros proeminentes deste grupo.

- **Proteínas do complemento**: Membros como C2, C3, C4 e C5 participam no sistema do complemento, que é fundamental para a defesa imunitária e a regulação da inflamação.

- **Proteínas de transporte**: Estas proteínas de transporte estão envolvidas na ligação e transporte de várias moléculas, como metais e heme, contribuindo para a sua regulação durante as respostas inflamatórias, por exemplo, ceruloplasmina, haptoglobina e hemopexina.

- **Agentes imunitários**: Exercem diversas funções que vão desde a modulação da inflamação até à influência nas respostas imunitárias. Esta categoria inclui proteínas como a amiloide sérica A (SAA), a proteína C-reactiva (CRP), a amiloide sérica P (SAP) e as glicoproteínas ácidas (AGP).

- **Proteínas de stress**: São chaperons moleculares que transportam os resíduos tóxicos dentro da célula para os lisossomas. Exemplos incluem as proteínas de choque térmico - HSP, ubiquitina.

- **Antioxidantes**: A ceruloplasmina é um membro ativo que ajuda a eliminar o excesso de radicais livres de oxigénio.

> **COM BASE NA RESPOSTA A UM ESTÍMULO INFLAMATÓRIO** [108]

- **Proteínas fortes de fase aguda**: Estas proteínas exibem um aumento significativo (frequentemente várias centenas de vezes) na concentração em resposta a estímulos inflamatórios. Exemplos: Proteína C-reactiva (PCR), amiloide sérico A (SAA), fibrinogénio, haptoglobina.

- **Proteínas de fase aguda moderadas**: As proteínas nesta categoria mostram um aumento moderado na concentração (2-10 vezes), tipicamente menos do que as proteínas de fase aguda fortes. Exemplos: Ceruloplasmina, glicoproteína alfa-1-ácida, proteínas do complemento (C3, C4).

- **Proteínas de fase aguda fracas**: Estas proteínas apresentam um pequeno aumento (até 2 vezes) ou mesmo uma diminuição da concentração durante a resposta de fase aguda. Exemplos: Albumina, transferrina, fator de crescimento semelhante à insulina-1 (IGF-1).

> **OUTRAS CLASSIFICAÇÕES[4] :**

1) Com base na indução de citocinas[25]

- **Tipo 1:** Induzido por citocinas do tipo IL-1 que incluem IL-1α, IL-1 β, fator de necrose tumoral (TNF) -α e TNF- β.
- **Tipo 2:** Induzido por IL-6, como LIF (fator inibidor da leucemia), IL-11, OSM (oncostatina M), CNTF (fator neurotrófico ciliar) e CT-1 (cardiotrofina-1).

QUADRO 2: FASE AGUDA TIPO 1 E TIPO 2

Type 1 Acute phase proteins	Type 2 acute phase reactants
Serum amyloid A C- Reactive protein Complement 3 α1- Acid glycoprotein	Fibrogen Haptoglobin α1- antichymotrypsin α1 – antitrypsin α2 - Macroglobulin

2) Gruys et al. (2006), diferenciaram os REACTANTES DE FASE AGUDA com base em

a) **Intensificação da síntese e outros parâmetros**:

- **Aumento de cerca de 1/2 vezes**: ceruloplasmina, componente do complemento C3
- **Aumento de 2 a 3 vezes**: haptoglobulinas, fibrinogénio, α-globulinas com atividade de protease; estas são detectadas 8 horas após a estimulação das células geradoras;
- **Aumentam rapidamente até 1000 vezes**: CRP, SAA; estes

são detectados 4 horas após os estímulos e atingem um nível máximo pelo menos 24 horas.

b) Proteínas plasmáticas com **concentração diminuída** durante a resposta de fase aguda (proteínas de fase aguda negativas):

- Inibidores de proteases: inter α1-antitripsina.

- Proteínas do complemento: properdina.

- Lipoproteínas: lipoproteínas de alta densidade, lipoproteínas de baixa densidade.

- Outras proteínas: albumina, pré-albumina, transferrina.

3) Felsburn et al. (2013) categorizaram as APPs em apenas duas categorias, de acordo com a importância da sua participação nos mecanismos imunológicos inatos:

- **Principais APPs**: CRP e SAA

- **Outras APPs**: glicoproteína α1-ácida, haptoglobina, β2-macroglobulina,

ceruloplasmina, fibrinogénio, hemopexina, inibidor da α1-proteinase, α1-antitripsina, α1-antimotripsina, inibidor da cisteína protease, fetuina e mucoide sérico.

<u>PAPEL GERAL DOS REACTORES DE FASE AGUDA NO ORGANISMO</u>

<u>PAPEL DOS REACTORES DE FASE AGUDA NOS MECANISMOS NATURAIS DE DEFESA</u>

Segundo **Pepys et al. (2003),** as actividades das APPs pertencem a redes de mecanismos naturais de defesa, tendo a sua síntese e concentração reguladas de forma adaptativa.

Os efeitos das actividades das APPs são:

- **Efeitos práticos** - reabilitação da homeostase e inibição do desenvolvimento bacteriano, os APPs geram respostas com os elementos dos tecidos e do sistema vascular diminuindo a intensidade dos danos, amplificando a resistência, opsonização, diminuindo a inflamação, recuperação das alterações morfopatológicas e proteção dos tecidos (por anti-proteases), estando estas respostas correlacionadas com a síntese de citocinas e outros mediadores moleculares, bem como, estes mediadores activam receptores de superfície das células, resultando em respostas sistémicas.
- Respostas locais ou sistémicas contra agentes patogénicos bióticos e abióticos manifestadas por menos e reacções dos sistemas imunitário, hematopoiético e endócrino (relacionadas com o stress).
- Disfunções do metabolismo das proteínas, dos lípidos e dos hidratos de carbono.

As proteínas de fase aguda (APPs) fazem parte dos mecanismos naturais de defesa do organismo, o que está de acordo com a compreensão da resposta de fase aguda. A resposta de fase aguda é um mecanismo evolutivo altamente conservado que os organismos, incluindo os humanos, utilizam para se defenderem de vários insultos, como infecções, lesões e inflamações.

A síntese e a concentração das proteínas de fase aguda são, de facto, reguladas de forma adaptativa em resposta a estes insultos. Ao encontrar estímulos inflamatórios, como as citocinas libertadas durante uma infeção ou lesão tecidular, os hepatócitos do fígado respondem alterando a expressão genética, o que leva a um aumento da síntese e secreção de proteínas de fase aguda na corrente sanguínea.

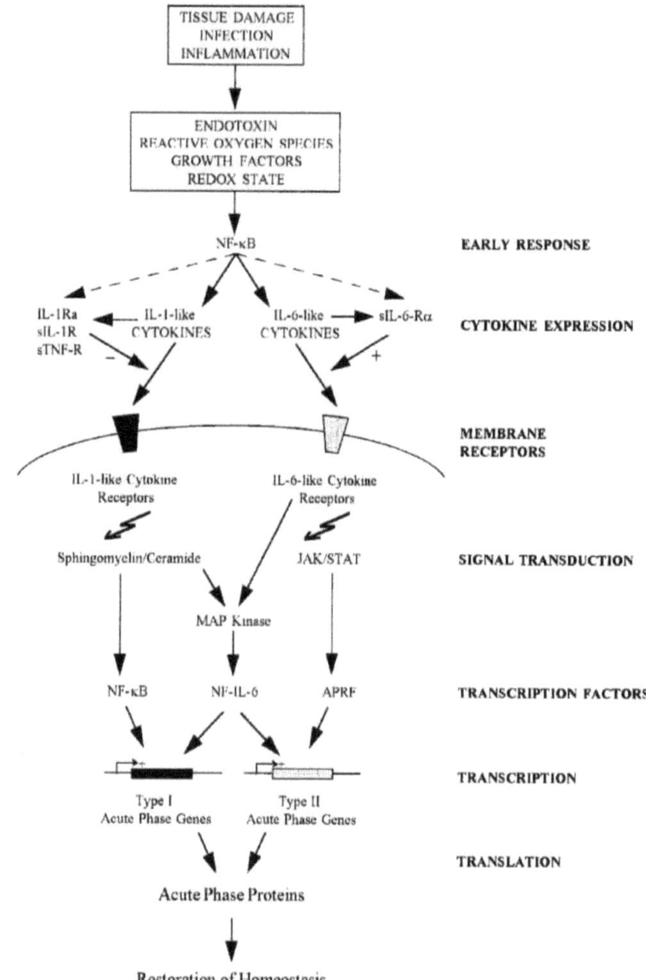

FLUXOGRAMA 1: PROTEÍNAS DE FASE AGUDA NA MANUTENÇÃO DA HOMEOSTASIA

<u>**ACTIVIDADES BIOLÓGICAS DE ALGUNS DOS REAGENTES DE FASE AGUDA**</u>

- ➤ **HAPTOGLOBINA:**
  - **Liga-se à hemoglobina** libertada pelos glóbulos vermelhos danificados, prevenindo os danos oxidativos e a lesão renal.
  - **Apresenta efeitos bacteriostáticos** ao sequestrar o ferro, que é essencial para o crescimento bacteriano.
  - **Modula a resposta imunitária** através da interação com células imunitárias e citocinas.
  - **Estimula a angiogénese**, promovendo a formação de novos vasos sanguíneos, o que é importante para a reparação dos tecidos e a cicatrização de feridas.
  - **Inibe a atividade de explosão respiratória dos neutrófilos**, que faz parte da sua função antimicrobiana, ajudando a evitar danos excessivos nos tecidos durante a inflamação.

- ➤ **C PROTEÍNAS REACTIVAS:**
  - **Ativa o sistema do complemento** e opsoniza os agentes patogénicos, aumentando a sua eliminação pelos fagócitos.
  - **Liga-se à** cromatina e ao material nuclear, contribuindo potencialmente para o **reconhecimento e a remoção de células danificadas**.
  - **Modula a atividade dos monócitos e macrófagos**, influenciando a produção de citocinas e as respostas imunitárias.
  - **Previne a migração de neutrófilos** para os tecidos, ajudando a limitar a inflamação e os danos nos tecidos.

- ➤ **AMILÓIDE SÉRICA A:**
  - **Facilita o transporte de colesterol** das células moribundas para os hepatócitos, contribuindo para o metabolismo e a homeostasia

do colesterol.

- **Apresenta um efeito inibidor da febre**, modulando potencialmente a resposta do organismo à infeção e à inflamação.

- **Inibe a explosão oxidativa dos** granulócitos **de neutrófilos**, reduzindo a produção de espécies reactivas de oxigénio.

- **Suprime o sistema imunitário in vitro**, regulando potencialmente as respostas imunitárias e prevenindo a inflamação excessiva.

- **Inibe a ativação plaquetária e a mobilização de cálcio** nos monócitos, contribuindo para a regulação da coagulação e das respostas imunitárias.

REACTANTES DE FASE AGUDA COMO MARCADORES DE DIAGNÓSTICO

As alterações nos níveis de APPs específicas podem servir como biomarcadores para várias doenças e condições. Níveis elevados de certas APPs, como a proteína C-reactiva (PCR) ou a amiloide sérica A (SAA), são indicativos de inflamação, infeção ou danos nos tecidos.

MECANISMO DE ACÇÃO DAS PROTEÍNAS DE FASE AGUDA

A resposta de fase aguda é iniciada principalmente pelos macrófagos dos tecidos, que detectam e respondem a vários estímulos através da secreção de uma multiplicidade de moléculas de sinalização. Isto dá início a uma cascata de eventos que conduzem à resposta de fase aguda. Além disso, há um aumento notável no número de leucócitos nucleares polimorfos (PMNL) e plaquetas que circulam na corrente sanguínea durante esta resposta. Inicialmente, estas células são libertadas de reservatórios dentro do corpo, como o baço. Posteriormente, a sua produção é aumentada na medula óssea. Este aumento de PMNL e plaquetas circulantes reforça significativamente os mecanismos de defesa do organismo durante a resposta de fase aguda, ajudando na eliminação de agentes patogénicos e na reparação dos tecidos.

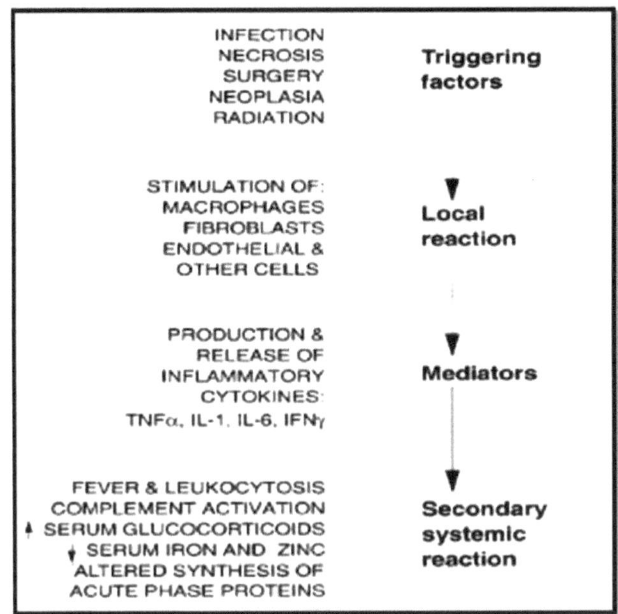

FIGURA 1: REPRESENTAÇÃO ESQUEMÁTICA DA CASCATA DE ESTIMULAÇÃO E RESPOSTA DAS ACTIVIDADES DURANTE A RESPOSTA DA FASE AGUDA[2]

Uma caraterística essencial da resposta de fase aguda envolve a modulação da função vascular, caracterizada pela dilatação e aumento da permeabilidade dos vasos sanguíneos, particularmente ao nível das vénulas pós-capilares. Este fenómeno resulta no edema dos tecidos, no extravasamento de glóbulos vermelhos e na consequente vermelhidão observada nas áreas inflamadas. Estas alterações são orquestradas pela libertação de diversos mediadores inflamatórios nos tecidos inflamados, incluindo:

- Espécies reactivas de oxigénio
- Óxido nitroso
- Metabolitos de arquiodonatos

Assim, resulta em:
- Ativação de macrófagos
- Agregação de plaquetas
- Transudação de fluidos biológicos para os tecidos
- Migração de leucócitos circulantes.

A resposta de fase aguda representa um mecanismo de defesa vital na linha da frente, oferecendo uma proteção robusta contra produtos bacterianos como a endotoxina. Os reagentes de fase aguda (APRs) assumem um papel fundamental na garantia da sobrevivência durante o período imediato após a lesão. Esta reação sistémica reflecte a resposta inflamatória localizada, dedicada a combater infecções, a limpar tecidos danificados e a acelerar os processos de reparação.

Durante as infecções, o corpo orquestra uma resposta distinta marcada por uma síntese hepática elevada e uma rápida indução da secreção intravascular de numerosas proteínas plasmáticas com funções variadas. As proteínas de fase aguda situadas no local da lesão assumem um papel crítico no processo de cicatrização, contribuindo ativamente para a reparação e regeneração dos tecidos. Estas proteínas actuam como mediadores centrais, coordenando a intrincada sequência de eventos necessários para a cicatrização bem sucedida de feridas e a resolução de infecções.

Para além do seu papel na reparação e regeneração dos tecidos, as proteínas de fase aguda apresentam uma série de outras funções cruciais para a resposta do organismo à infeção e à inflamação:

- **Inibição das proteases extracelulares**: Proteínas de fase aguda, como a alfa-

1 antitripsina (AAT), funcionam como inibidores das proteases, regulando a atividade das proteases extracelulares libertadas durante a inflamação. Esta inibição ajuda a evitar danos excessivos nos tecidos e a inflamação.

- **Coagulação do sangue:** Certas proteínas de fase aguda, incluindo o fibrinogénio e o fator de von Willebrand, desempenham papéis no processo de coagulação do sangue. Contribuem para a hemostase, formando coágulos de fibrina para evitar hemorragias no local da lesão dos tecidos.

- **Fibrinólise:** As proteínas de fase aguda, como o plasminogénio e o ativador do plasminogénio tecidular (t-PA), estão envolvidas na decomposição dos coágulos de fibrina através da fibrinólise. Este processo ajuda a dissolver os coágulos sanguíneos quando estes já não são necessários, promovendo a reparação dos tecidos e evitando a coagulação excessiva.

- **Modulação da função das células imunitárias:** As proteínas de fase aguda podem modular a função das células imunitárias, incluindo macrófagos, neutrófilos e linfócitos. Influenciam processos como a fagocitose, a produção de citocinas e a apresentação de antigénios, regulando a resposta imunitária à infeção e à inflamação.

- **Neutralização e eliminação de compostos nocivos da circulação:** As proteínas de fase aguda, como a proteína C-reactiva (PCR) e a amiloide sérica A (SAA), podem ligar-se e neutralizar compostos nocivos, incluindo toxinas microbianas e componentes celulares danificados, facilitando a sua eliminação da circulação pelas células fagocíticas.

RESPOSTA DE FASE AGUDA

A resposta de fase aguda é a resposta do organismo a perturbações da sua homeostasia devido a infeção, lesão tecidular, distúrbios imunológicos, crescimento neoplásico ou distúrbios imunológicos. Pensa-se que a resposta de fase aguda é benéfica para o organismo lesado com o objetivo de restaurar **a** homeostase fisiológica perturbada.

Como se mostra esquematicamente na figura 2, consiste numa reação local de IL-6, IL-1, TNF e interferões no local da lesão, caracterizada por uma série de respostas, como a agregação de plaquetas e a formação de coágulos, a dilatação e extravasamento de vasos sanguíneos e a acumulação e ativação de granulócitos e células mononucleares, que, por sua vez, libertam citocinas de fase aguda. Estes mediadores actuam em receptores específicos em diferentes células-alvo, conduzindo a uma reação sistémica caracterizada por febre, leucocitose, aumento da velocidade de sedimentação dos eritrócitos, aumento das cascatas do complemento e da coagulação, diminuição dos níveis séricos de ferro e zinco e proteínas negativas.

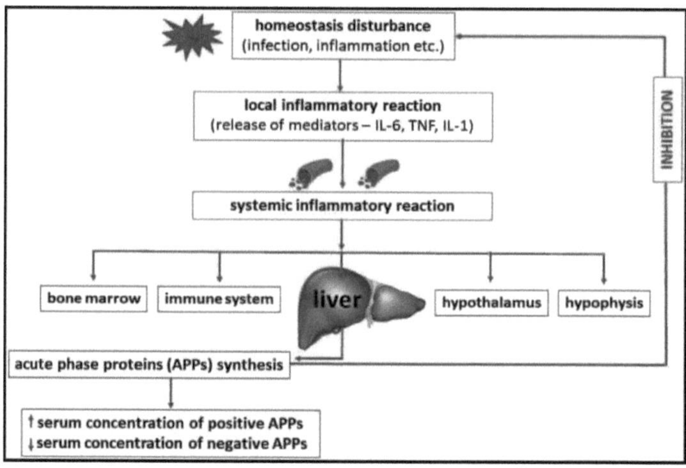

FIGURA 2: RESPOSTA DE FASE AGUDA[9]

Várias citocinas associadas à inflamação desempenham um papel central na regulação da resposta APP, incluindo IL-6, IL-1, TNF α, interferão δ, TGF β e IL-8. Algumas delas são normalmente classificadas como pró-inflamatórias, enquanto outras são consideradas anti-inflamatórias. Estas citocinas podem ser produzidas por muitas células diferentes, incluindo monócitos, macrófagos, neutrófilos, linfócitos, fibroblastos, células endoteliais e células epiteliais. No entanto, é evidente que os monócitos e os macrófagos no local da inflamação constituem a principal fonte destas citocinas, nomeadamente IL-6, IL-1β e TNF α.

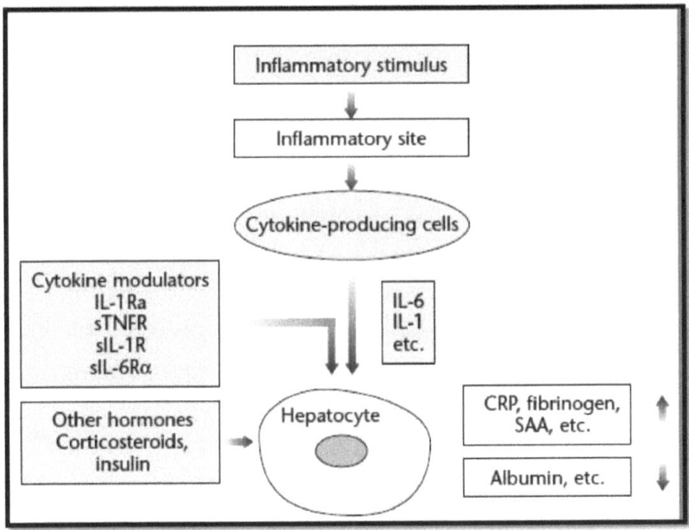

Figura 3: REGULAÇÃO DA RESPOSTA DA FASE AGUDA

A resposta às proteínas de fase aguda é regulada direta e indiretamente por uma complexa rede de moléculas de sinalização intercelular que envolve citocinas, moduladores de citocinas e outras hormonas. As citocinas associadas à inflamação, produzidas por células no local da inflamação e provavelmente também por células distantes, induzem alterações na produção de proteínas de fase aguda pelos hepatócitos.[3]

Algumas citocinas podem regular para cima ou para baixo a produção de outras citocinas e de receptores de citocinas. O efeito das citocinas nos hepatócitos e noutras células pode ser influenciado pelos receptores solúveis de citocinas, pelos antagonistas dos receptores e pelos auto-anticorpos contra as citocinas. A IL-6 é considerada o principal indutor da expressão do gene APP. Para além da IL-6, a IL-1 e o TNF-α afectam a produção de um grande subconjunto de PPA.

O TGF-β induz a produção de várias anti-proteases, uroquinase e inibidor do ativador do plasminogénio 1, e diminui a síntese de algumas APPs negativas. O interferão δ é um indutor notável de componentes do complemento. Recentemente, foi relatado que a IL-8 induz a produção de uma série de APPs. Outros mediadores inflamatórios, como o C5a, um membro importante da cascata do complemento, também podem induzir a produção de duas anti-proteases por uma linha celular de hepatoma. Os efeitos das citocinas podem ser modulados por outras citocinas, receptores solúveis, hormonas e anticorpos circulantes contra as citocinas. A IL-4, uma citocina produzida principalmente por linfócitos T CD41 e envolvida na resposta TH2, é capaz de modular a produção de APPs pelos hepatócitos.

O IL-1Ra pode bloquear os efeitos da IL-1 na produção de APP. O recetor solúvel de IL-6-α (SIL-6Rα) aumenta os efeitos do seu ligando, enquanto os receptores solúveis de IL-1 e de TNF são inibidores. Os auto-anticorpos para as citocinas também podem ter efeitos potenciadores ou diminuidores. Descobertas recentes indicam que os hepatócitos podem desempenhar um papel ativo adicional na resposta de fase aguda, produzindo citocinas como a IL-1 Ra e o fator estimulador de colónias de granulócitos (G-CSF) e libertando receptores alfa solúveis de IL-6 na circulação. Todas estas observações indicam que a regulação da produção de APP resulta de interações complexas entre múltiplos mediadores, incluindo citocinas, receptores solúveis, outros moduladores de citocinas e hormonas.

A Apoferritina é regulada translacionalmente pela IL-1 numa linha celular de hepatoma e pela IL-4 e IL-13 em macrófagos. A secreção de CRP é regulada durante a resposta de fase aguda por mecanismos distintos dos que controlam a sua produção.

SÍNTESE DE REACTORES DE FASE AGUDA

A síntese de reactores de fase aguda (APRs) é regulada principalmente por citocinas, com uma influência secundária dos glucocorticóides.

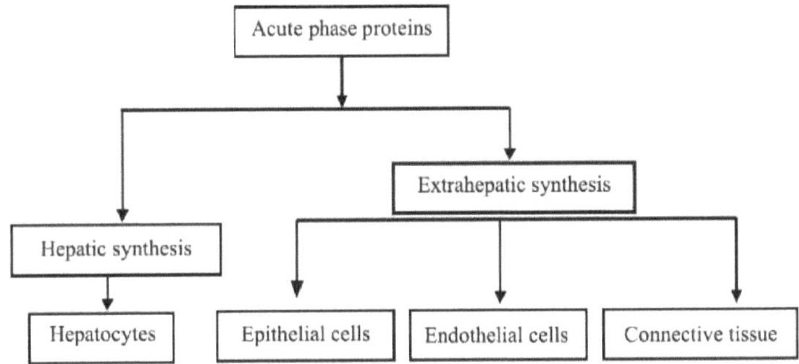

FLUXOGRAMA 2: SÍNTESE DE PROTEÍNAS NA FASE AGUDA

De acordo com **Beutler e Cerami (2007),** o RPA é estimulado pela libertação de citocinas como a IL-1, a IL-6 e o TNF-α a partir de macrófagos e monócitos no local de lesões inflamatórias ou infecções. As citocinas inflamatórias, como a IL-6, a IL-1, o TNF e outras, como o fator de crescimento transformador e o interferão, são produzidas por células inflamatórias. Estas citocinas pró-inflamatórias induzem reacções locais e sistémicas. Estes mediadores estão envolvidos na ativação celular de leucócitos, fibroblastos, células endoteliais e células musculares lisas, resultando numa libertação sistémica de citocinas, no aumento da circulação das citocinas e, em seguida, na estimulação da RAP hepática. A reação sistémica resulta na ativação do hipotálamo, na redução da secreção da hormona do crescimento e numa série de outras alterações fisiológicas caracterizadas por febre, anorexia e catabolismo das células musculares. O TNF-α, a IL-1β e o INF-δ são cruciais para a expressão de mediadores inflamatórios, como as prostaglandinas e os leucotrienos, e induzem a produção do fator ativador de plaquetas e da IL-6.

Após estimulação por citocinas pró-inflamatórias, as células de Kuffer no fígado produzem IL-6 e apresentam-na aos hepatócitos. Assim, a IL-6 é o principal mediador da secreção hepatocítica da maioria das APPs. As actividades são reforçadas indiretamente pela ativação do eixo hipófise/glândula adrenal, que envolve a síntese da hormona adrenocorticotrófica (ACTH) e a subsequente produção de cortisol. O aumento dos glucocorticóides durante a RPA resulta da estimulação por citocinas do eixo hipófise-adrenal para produzir a hormona adrenocorticotrófica. Consequentemente, observa-se um aumento da corticosterona, o principal glucocorticoide, mais tarde do que o aparecimento da IL-6. O cortisol pode aumentar a expressão dos receptores de IL-6 nas células hepáticas, promovendo assim a síntese de APPs mediada por IL-6.

As alças reguladoras negativas podem envolver a inibição da síntese de IL-6, IL-1 e TNF pelo cortisol e a inibição da síntese de IL-1 e TNF em monócitos pela IL-6. De todos os mediadores que participam na indução e regulação da síntese de APP, a IL-6 parece induzir o mais amplo espetro de APPs, enquanto a IL-1 e o TNF apenas induzem a síntese de subconjuntos destas proteínas. O mecanismo de estimulação da produção hepática de APPs por citocinas pró-inflamatórias tem sido amplamente estudado. A indução das APPs pela IL-1 após a ligação ao recetor da IL-6 provoca a fosforilação e a degradação do inibidor kappa β (IKβ). O inibidor do fator de transcrição nuclear kappa β (NF-kβ) leva à libertação de NF-kβ e à subsequente ativação do gene de fase aguda no núcleo.

PRODUÇÃO DE PROTEÍNAS DE FASE AGUDA

As citocinas são pequenas proteínas que desempenham um papel crucial na sinalização celular, particularmente no sistema imunitário. Estas moléculas de sinalização estão envolvidas na orquestração da resposta do organismo a infecções, lesões e doenças. Estas citocinas podem ser divididas em 3 grupos com base na cascata de inflamação

a) **Pro inflammatory**

1. IL – 1
2. IL – 8
3. TNF - α

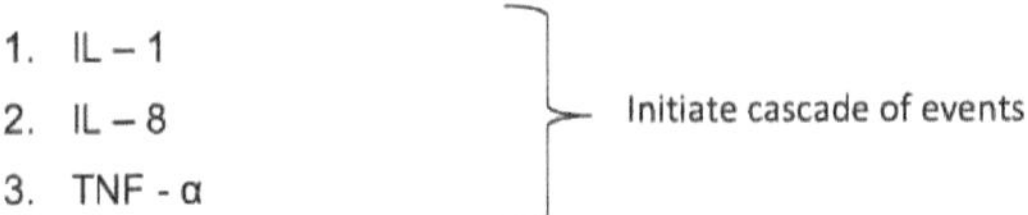

b) **Interleukin -6 type cytokines**

1. IL – 6.
2. Leukemia inhibiting factor
3. IL – 11
4. Oncostatin M
5. Ciliary neutrophic factor
6. Cardiotropin

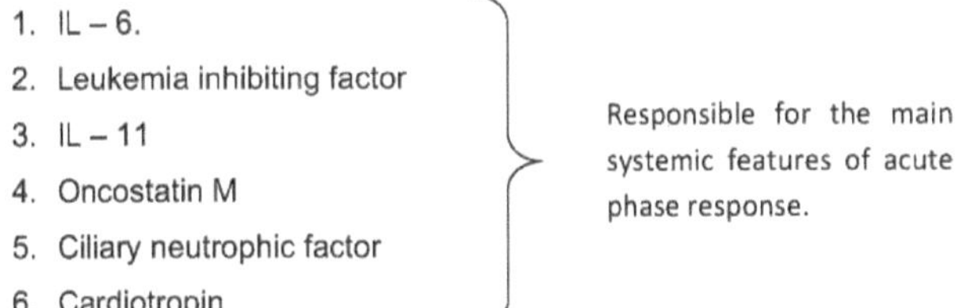

c) **Anti-inflammatory cytokines**

1. IL – 4
2. IL – 10
3. IL – 13
4. TGF – β

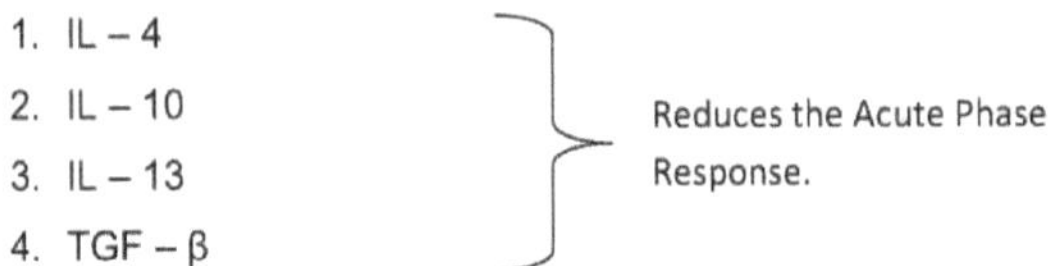

Estas proteínas desempenham uma variedade de papéis na homeostase em resposta a lesões. Basicamente, estas proteínas são glicoproteínas. A concentração sérica de algumas destas proteínas aumenta rapidamente durante a infeção e a concentração pode aumentar até 2-100 vezes e permanecer elevada durante toda a infeção.

As proteínas de fase aguda podem ser divididas em 2 tipos com base na indução.

Type I includes

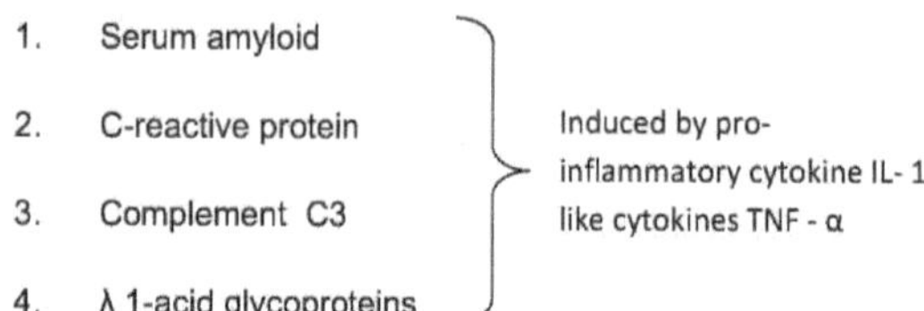

Type II APP includes

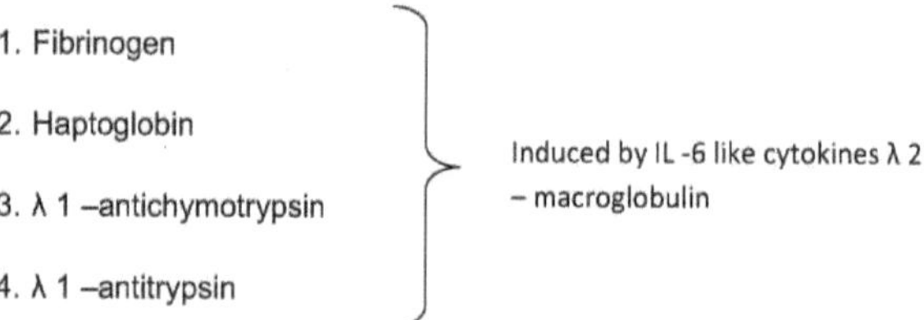

➤ As citocinas λ-helicoidais, IL-6 e oncostatina M, são os "**indutores mais potentes**" das proteínas de fase aguda.

➤ O efeito da IL-6 na produção de APP a partir de hepatócitos também pode ser influenciado por

    a. Outras citocinas.

    b. Por insulina.

    c. Hormonas contra-reguladoras

- Dexametasona
- Glucagon
- Epinefrina.

> Em geral, as citocinas do tipo IL-6 sinergizam com as citocinas do tipo IL-1 para induzir proteínas de fase aguda do tipo I. Pensa-se que este fenómeno é controlado principalmente pela IL-6 que actua nos hepatócitos e induz a "ACTIVAÇÃO TRANSCRICIONAL" dos genes APP. Pensa-se que este fenómeno é principalmente controlado pela IL-6 que actua nos hepatócitos e induz a **"ACTIVAÇÃO TRANSCRIPCIONAL"** dos genes APP.

> Com base na transcrição, estes **genes de proteínas de tipo 1** contêm :

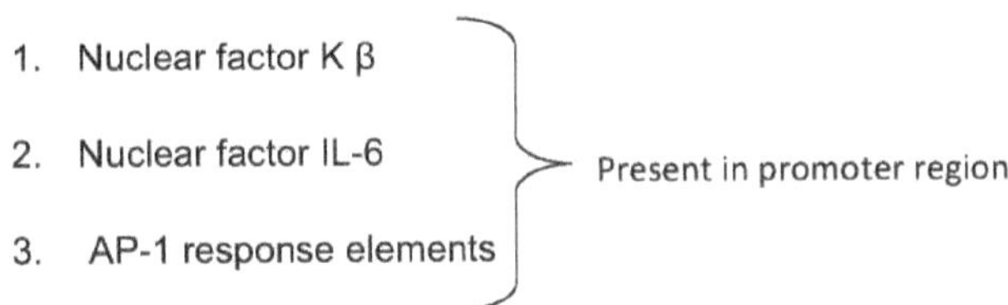

1. Nuclear factor K β

2. Nuclear factor IL-6

3. AP-1 response elements

> **Os genes da proteína do tipo II** contêm o motivo hexanucleotídico CTGGGA, que é a IL-6
>   elemento de resposta.

Além disso, existe uma interação recíproca do eixo hipotálamo - pituitária - suprarrenal que representa interações imunológicas neuroendócrinas.

> Glucocorticosteróides: diminuem o nível de IL-1, IL-6 e TNF no sangue periférico através de vias de transcrição e pós-transcrição.

> Prolonga o seu impacto nas células-alvo através da elevação da expressão dos seus receptores.

Finalmente, existem mecanismos de feedback aparentes que envolvem tanto as proteínas de fase aguda sintetizadas pelo fígado como factores neuroendócrinos do sistema nervoso central, que contribuem para a regulação da resposta de fase aguda à inflamação.

Caraterísticas das Proteínas de Fase Aguda

I. Proteína C-Reactiva

A proteína C-reactiva (PCR) foi originalmente identificada por **Tillett e Francis em 1930** como uma substância sérica presente em doentes com pneumonia aguda produzida por Streptococcus pneumoniae. A PCR é uma proteína natural que circula na corrente sanguínea, sintetizada principalmente no fígado pelos hepatócitos. Os seus níveis podem aumentar significativamente, aumentando 100 a 1000 vezes nas horas seguintes à lesão dos tecidos, o que a torna um valioso marcador substituto da inflamação.

A investigação indica que a PCR tem a capacidade de estimular fortemente a produção de citocinas pró-inflamatórias.[109] . A PCR é a primeira proteína descrita em relação a um processo patológico agudo, o que deu origem ao nome do grupo. O termo "**proteína C reactiva**" deriva da sua capacidade de reagir com a proteína C pneumocócica (antigénio somático poliosídeo) através da fosforilcolina. A ligação da PCR às membranas de bactérias, fungos e parasitas é dependente de Ca^2+, estando associada à via clássica de ativação do complemento, resultando na formação de C3b.

A proteína C-reactiva é um pentâmero constituído por cinco subunidades idênticas ligadas de forma não covalente, cada uma contendo 187 aminoácidos, com uma ligação dissulfureto intra-cadeia e sem modificações de hidratos de carbono.[14]

Funções:

Após a interação com vários ligandos, a PCR exerce outras funções, semelhantes às dos anticorpos, como a aglutinação, mas sem especificidade. A PCR liga-se à cromatina nuclear de células danificadas, participando na degradação dos seus componentes nucleares. A PCR também se liga a alguns compostos endógenos, como os fosfolípidos das membranas.[12]

A proteína C-reactiva tem sido reconhecida como um dos marcadores da reação de fase aguda e da inflamação. Devido às suas capacidades de opsonização e de ativação do complemento humano, a PCR desempenha um papel importante na defesa inata do hospedeiro contra diferentes microrganismos, como bactérias e fungos. As suas propriedades opsonofagocitantes podem levar à eliminação de material celular do hospedeiro, incluindo constituintes nucleares.[13]

A concentração sérica de PCR aumenta rapidamente na resposta de fase aguda após um estímulo grave, como enfarte do miocárdio, infeção bacteriana sistémica aguda, traumatismo grave ou cirurgia. Com a resolução sem complicações da lesão ou o tratamento eficaz da infeção, a concentração de PCR circulante geralmente diminui rapidamente.[2] A sua utilidade para a quantificação das alterações inflamatórias sistémicas foi reforçada por vários melhoramentos nos ensaios correspondentes[15] , tornando possível medir níveis muito baixos de PCR (referidos como PCR de alta sensibilidade ou PCR hs).

Recentemente, a hsCRP foi reconhecida como um preditor independente de doenças cardíacas crónicas.[16] As proteínas de fase aguda podem fornecer mecanismos importantes para modular a função dos macrófagos; uma vez que os macrófagos possuem receptores de proteína C-reactiva e a proteína C-reactiva pode potenciar a produção de citocinas pró-inflamatórias. Assim, foi demonstrado que a proteína C-reactiva induz a síntese de IL-1α, IL-1β, fator de necrose tumoral α e IL-6 em células mononucleares do sangue periférico humano e macrófagos alveolares, sugerindo que um dos seus papéis fisiológicos pode ser a amplificação de respostas inflamatórias, embora a proteína C-reactiva desempenhe provavelmente um papel mais anti-inflamatório.[10]

A proteína C-reactiva reage com receptores de superfície celular, resultando em opsonização, fagocitose reforçada e proteção passiva, ativação da via clássica do complemento, eliminação de fragmentos de cromatina, inibição do crescimento ou metástases de células tumorais e modulação da função dos leucócitos nucleares polimorfos. A PCR é um marcador não específico da resposta de fase aguda, ou seja, muitos estímulos potenciais, incluindo infecções crónicas (desconhecidas) e/ou condições inflamatórias, tabagismo, obesidade e traumatismo, podem também ser responsáveis por aumentos ligeiros da PCR.[17]

2. **AMILÓIDE SÉRICO - A**

A amiloide A sérica é uma proteína de fase aguda sintetizada pelo fígado humano em resposta a várias lesões sistémicas[18] , com uma relação precursora com o principal constituinte das fibrilhas de amiloide A na amiloidose reactiva. Também é elevada durante a inflamação e pode aumentar até 1000 vezes, particularmente durante respostas inflamatórias crónicas.[19]

A amiloide sérica A é um precursor da proteína amiloide A na amiloidose secundária e pode ser depositada no interstício dos tecidos, o que pode interferir com a função normal dos tecidos.[2]

Funções:

A SAA tem várias funções, incluindo a diminuição do número de IL-1 e TNF-α induzidos, a inibição da agregação de trombócitos e a inibição da reação oxidativa nos neutrófilos. Uma concentração plasmática mais elevada de SAA determina amiloidose, doença caracterizada pela deposição desta APP em vários tecidos, em fibrilhas que interferem com as funções normais dos órgãos (por exemplo, contração do miocárdio e filtração glomerular).[12]

No entanto, há que ter em conta três funções principais da AEA.[20]

> Em primeiro lugar, o AAS é predominantemente produzido pelo fígado. A síntese é largamente regulada por citocinas associadas à inflamação, sinais hormonais peptídicos produzidos por células endoteliais, linfócitos e, em particular, monócitos e macrófagos activados.[21] Foi demonstrado que diferentes citocinas, incluindo o interferão-δ, o fator de crescimento transformador-β, o fator de necrose tumoral-α e as interleucinas, isoladamente ou em combinação, afectam a síntese de AAS a nível transcricional. Este efeito é mediado através de elementos promotores de ação cis que são locais de ligação para factores nucleares activados por citocinas, fator de proteína de fase aguda e o recetor de glucocorticóides e factores de transcrição específicos do fígado.[22] Uma vez que as concentrações de reagentes de fase aguda podem estar correlacionadas com a quantidade de tecido danificado, as medições da SAA são importantes para a avaliação da atividade e da resposta à terapêutica durante várias doenças inflamatórias.[23]

> Em segundo lugar, as concentrações cronicamente elevadas de AAS de fase aguda são um pré-requisito para a patogénese da amiloidose secundária, uma doença progressiva e fatal caracterizada pela deposição, nos principais órgãos, de placas insolúveis compostas principalmente por AAS de fase aguda clivada proteoliticamente, podendo também contribuir para processos que conduzem à aterosclerose. A AAS deposita-se no baço, nos rins e no fígado, onde é processada, deixando a metade a dois terços da sua sequência de aminoácidos na fibrila.[20]

> Por fim, durante a resposta de fase aguda, o SAA associa-se rapidamente ao HDL, no qual se torna a Apo-lipoproteína predominante (Apo SAA), ultrapassando em quantidade a Apo A-I

(a principal Apo-lipoproteína do HDL nativo).[20]

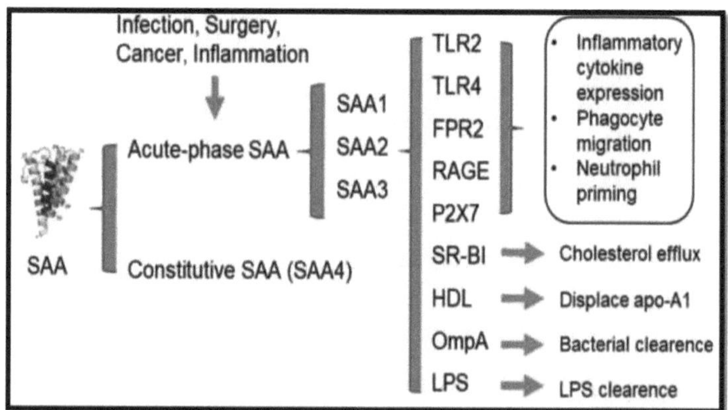

FIGURA 4: AMILÓIDE SÉRICO - A E IMUNOMODULAÇÃO

Tipos de proteína amiloide A no soro:

A amiloide sérica A compreende múltiplas isoformas: SAA1, SAA2 e SAA4. As isoformas de amiloide A sérica de fase aguda, A-SAA1 e A-SAA2, são reguladas positivamente por citocinas inflamatórias e são monitorizadas como um marcador substituto da inflamação.[109]

O amiloide sérico A em fase aguda é um quimio-atrativo para neutrófilos, monócitos e células T. A isoforma SAA4 foi caracterizada como amiloide sérica constitutiva A e parece ser produzida pelo fígado, independentemente da inflamação. Tanto o amiloide A sérico de fase aguda como o amiloide A sérico constitutivo circulam como parte da lipoproteína de alta densidade.[24]

3. A 2 - MACROGLOBULINA:-

É um dos dois principais inibidores de proteases no plasma humano. Tanto os hepatócitos como as células estreladas hepáticas podem sintetizar λ 2-macroglobulina. É regulada como uma APP de tipo II induzida por IL-6.[2]

As **funções da α 2 macroglobulina** são:

> ➢ As enzimas proteolíticas libertadas pelas células danificadas das células fagocíticas são parcialmente inibidas após a ligação à macroglobulina α 2.

> ➢ A macroglobulina α2 parece eliminar as proteinases ligando-se ao excesso de moléculas que não são eliminadas por inibidores mais específicos. Assim, esta molécula tem funções na hemostase, coagulação, fibrinólise e vias do complemento.

> ➢ Tanto os hepatócitos como as células estreladas hepáticas podem sintetizar α2-macroglobulina. Nos hepatócitos, a α2-macroglobulina é regulada como uma proteína de fase aguda do tipo II induzida por IL-6[25] . Os macrófagos interagem com as citocinas através de receptores específicos, bem como indiretamente com a α2-macroglobulina. Estas células expressam uma glicoproteína de superfície celular de 420 kDa, que se liga à conformação activada da macroglobulina λ 2 (ou seja, o complexo), que é rapidamente eliminada da circulação.

> ➢ A α2 macroglobulina interfere no processo fibrótico "inibindo a plasmina".

> ➢ A ativação da protease λ 2 macroglobulina se liga ao TGF β, que pode ser endocitose e degradado por hepatócitos e outras células inflamatórias.

> ➢ A macroglobulina α2 liga-se e modula a atividade da IL-1 IL-6, TGF-β, TNF alfa e PDGF.

> ➢ A macroglobulina α2 pode também ser uma proteína transportadora de IL-6

4. <u>FIBRINOGÉNIO</u>

O fibrinogénio é outra proteína de fase aguda que funciona como um fator de coagulação do sangue na homeostasia primária. Também está envolvido na agregação plaquetária e na homeostase secundária na formação de coágulos de fibrina no local da lesão do vaso. Acumula-se no local da lesão e, na presença de enzimas libertadas pelos leucócitos nucleares polimorfos e pelas plaquetas, forma-se fibrina. A fibrina aumenta a resistência à tração da ferida e estimula a proliferação e o crescimento dos fibroblastos.[2] O fibrinogénio é expresso constitutivamente em níveis basais e pode ser elevado 2 a 10 vezes durante um processo inflamatório e pode ser estimulado pelo fibrinogénio ou pelos produtos de degradação da fibrina, o que indica um ciclo de amplificação de feedback que requer macrófagos. Isto é conseguido porque os produtos de fibrina não estimulam diretamente a síntese de fibrinogénio pelos hepatócitos, mas promovem a síntese de IL-1 pelos monócitos do sangue periférico ou pelas células de Kuffer, que estimulam a síntese de fibrinogénio.[2]

Durante a resposta sistémica de fase aguda, o fibrinogénio é sintetizado principalmente pelos hepatócitos. Também é produzido por células epiteliais pulmonares e intestinais em resposta a infecções e citocinas pró-inflamatórias e participa em respostas de fase aguda localizadas durante o processo inflamatório.[26] O fibrinogénio está implicado na coagulação e na cicatrização de feridas. Uma concentração mais elevada de fibrinogénio determina a aglomeração dos eritrócitos, a deposição de gordura e o aumento da sua velocidade de sedimentação.[12] Os níveis normais de fibrinogénio são de cerca de 200-400 mg/dl e são medidos em amostras de plasma citratado. Níveis mais elevados estão principalmente associados a doenças cardiovasculares ou a qualquer forma de inflamação, uma vez que é uma proteína de fase aguda, sendo especialmente visível no tecido gengival humano durante a fase inicial da doença periodontal.[27]

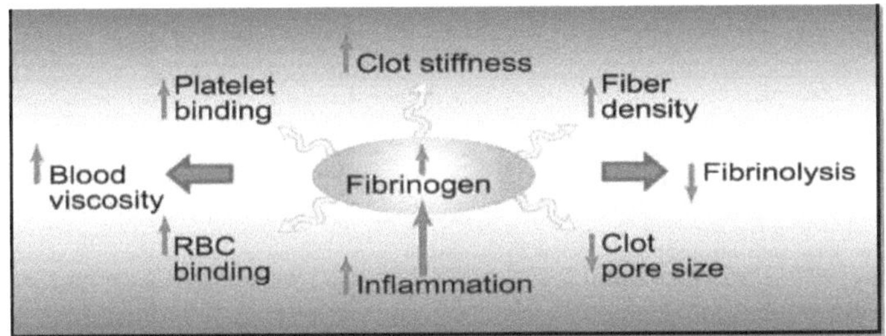

GRÁFICO DE FLUXO 3: FUNÇÕES DO FIBRINOGÉNIO

5. GLICOPROTEÍNA α1-ÁCIDO

A glicoproteína de fase aguda, glicoproteína α1-ácida (também conhecida como orosomucoide), pode ser aumentada em cerca de 2 a 4 vezes durante a inflamação. A glicosilação da glicoproteína α1-ácida no soro humano está sujeita a alterações acentuadas durante a inflamação aguda, em resultado da resposta hepática de fase aguda induzida por citocinas.

A inflamação aguda induz um forte aumento das moléculas de glicoproteínas de ácido α1 substituídas por sialil Lewis X, que persistem a um nível elevado durante todo o período inflamatório. As alterações podem refletir uma resposta de feedback fisiológico na interação entre leucócitos e endotélio inflamado, uma vez que as estruturas de sialil Lewis X estão associadas à ligação da selectina endotelial aos leucócitos.[28] A glicoproteína α1-ácido pode também desempenhar um papel imuno-regulador e liga-se a diversos fármacos.[29] A glicoproteína α1-ácido suprime a resposta de blastogénese dos linfócitos e a síntese de anticorpos.[12]

Funções:

A AAG desempenha um papel fundamental na modulação do sistema imunitário, influenciando a atividade das células imunitárias e das citocinas. Além disso, a AAG é um interveniente fundamental no metabolismo dos fármacos, ligando-se a uma vasta gama de fármacos em circulação e afectando a sua distribuição e eficácia. A sua interação com lípidos sugere um envolvimento no metabolismo e no transporte de lípidos. A AAG também apresenta propriedades antioxidantes, eliminando os radicais livres nocivos. Além disso, também contribui para os processos de reparação e remodelação dos tecidos após uma lesão ou inflamação.

6. α1-ANTITRYPSIN

A α1-antitripsina é um inibidor da serina protease no plasma humano que tem como alvo as proteases libertadas pelos leucócitos (como a elastase). A elastase é uma enzima endógena capaz de degradar a elastina e o colagénio. Uma vez ligada à α1-antitripsina, a atividade das proteases é completamente inibida, sendo posteriormente removida e catabolizada.

Entre uma variedade de proteínas de fase aguda bioquimicamente diferentes, a α1 antitripsina é o membro mais interessante. A α1 -AT, uma glicoproteína com um peso molecular de 52 kD, é produzida não só pelos hepatócitos, mas também pelos macrófagos e monócitos[30,31,32] , e é a única proteína de fase aguda associada a uma deficiência hereditária comum, que está associada à doença hepática crónica e ao enfisema juvenil.[33] Devido ao seu baixo peso molecular, a α1-AT também é facilmente distribuída nos compartimentos extravasculares e em várias secreções, onde as outras proteínas de fase aguda de elevado peso molecular não conseguem entrar.[34]

A α1-antitripsina é sintetizada pelo fígado e aumenta 4 vezes quando estimulada por um processo inflamatório. Em contraste com os complexos de proteases com α 2- macroglobulina, os complexos α 1-antitripsina-protease não são absorvidos eficazmente pelos macrófagos. A α1-antitripsina liga-se aos receptores do complexo enzimático serpina nos hepatócitos, neutrófilos e macrófagos.

Assim, **as proteínas da fase aguda podem ter um duplo papel:**
  ➢ Amplificar as respostas inflamatórias quando o agente patogénico

incitante está presente no hospedeiro e reduzir a modulação da resposta quando o agente patogénico foi erradicado. Os indivíduos heterozigóticos com deficiência de α1-antitripsina correm mais risco do que os indivíduos normais de desenvolver doença hepática, doença do tecido conjuntivo (artrite reumatoide) e outras doenças inflamatórias.

> A α1-Antitripsina tem um papel em várias vias mediadoras envolvidas na resposta inflamatória e, na ausência desta proteína, as proteases degradam o tecido que envolve um processo inflamatório e causam danos que conduzem a uma inflamação crónica.[2]

6. <u>HAPTOGLOBINA (Hp)</u>

A haptoglobina liga-se e remove a hemoglobina livre libertada pela hemólise intravascular, formando um complexo que é rapidamente eliminado pelos hepatócitos. A haptoglobina desempenha um papel na eliminação da hemoglobina livre através da sua capacidade de formar complexos estáveis com a hemoglobina extra-corpuscular e de evitar a perda de ferro através da excreção urinária[2] . Após uma lesão, a haptoglobina aumenta 2 a 4 vezes, é encontrada em exsudados inflamatórios e reflecte a síntese de novo da proteína pelo fígado, em vez de haptoglobina previamente formada a partir de outros tecidos. As infecções ou a inflamação podem levar a um aumento de 2-10 vezes da haptoglobina e o significado biológico da elevação dos níveis de haptoglobina deve ser interpretado em relação a outras proteínas da fase aguda (proteína C-reactiva). A indução da fase aguda por lipopolissacarídeo bacteriano demonstrou que a haptoglobina foi induzida não só no fígado, mas também noutros tecidos, incluindo pulmão, pele, baço e rim.

<u>**Funções**</u>:

Foi sugerido que a haptoglobina exerce efeitos imunomoduladores constituídos pela supressão da função dos linfócitos. [35, 36, 37] O Hp interfere com a função das células de Langerhans ao impedir a transformação funcional[38] . O Hp também se liga a células monocíticas e linfócitos através das proteínas de superfície celular CD11b/CD18, CD163 e CD22, sugerindo que pode controlar as funções celulares através de uma ou mais vias de sinalização.[35] A haptoglobina está elevada em muitas doenças; no entanto, a sua glicosilação também se altera e o tipo de alteração observada pode variar consoante a doença. O aumento da fucosilação é um achado comum e tem sido sugerido como sendo capaz de diferenciar entre doenças (tais como condições inflamatórias, doença hepática) e de monitorizar a atividade da doença no cancro. Além disso, os resíduos de ácido N-acetil-neuramínico e N-acetil-glucosamina sugerem que as estruturas de hidratos de carbono podem predominar em determinadas doenças. Esta glicosilação denota acontecimentos intracelulares em curso que podem descrever processos patológicos.[38]

7. <u>COMPONENTES DO COMPLEMENTO (C')</u>

O sistema do complemento é um grupo de proteínas séricas **cuja função geral é regular a resposta inflamatória**. Vários dos componentes são reagentes de fase aguda, uma vez que aumentam durante a infeção. Estes componentes interagem entre si e com outros elementos dos sistemas imunitários inato e adaptativo. A ativação pela via clássica ou alternativa gera vários péptidos que podem atrair os fagócitos para os locais de infeção através de quimioatractores; aumentar o fluxo sanguíneo para o local e aumentar a permeabilidade vascular para as moléculas plasmáticas; e danificar as membranas plasmáticas das células, vírus ou microrganismos que activaram o sistema, podendo produzir a lise da célula. **O complemento também tem sido associado à libertação de citocinas pelos macrófagos**. O C5a pode atuar sobre os macrófagos para induzir citocinas como a IL-1. Também actua em sinergia com o lipopolissacárido ou o interferongamma e parece funcionar através do recetor de C5a dos macrófagos. 9[3]

A proteína de ligação à manose é uma proteína plasmática sintetizada pelos hepatócitos. A proteína de ligação à manose é um análogo estrutural da C1q e pode ativar o complemento através da via clássica, desempenhando um papel importante na defesa do hospedeiro. A expressão do ARN mensageiro da proteína de ligação à manose é aumentada pela IL-6, dexametasona e choque térmico, o que sugere o seu papel como proteína de fase aguda.[40]

O fator reativo Ra é uma lectina presente no soro de uma grande variedade de vertebrados. O fator reativo Ra liga-se especificamente aos polissacáridos do núcleo RA e R2 partilhados por determinadas estirpes de bactérias gram-negativas e destrói as bactérias desencadeando o sistema do complemento através da ativação de C2, C3 e C4. O fator reativo Ra é uma proteína grande (=300 kDa) composta por múltiplas proteínas de ligação à manose de 30 kDa e uma serina protease de 100 kDa (P100). A P100 está relacionada com os subcomponentes C1r e C1s do fator 1 do complemento. A P100 ativa o complemento de uma forma semelhante à da C1; contudo, a ativação é desencadeada pela ligação a polissacáridos bacterianos em vez de complexos imunes. O fígado é o principal local de expressão da P 100, e tanto os hepatócitos como as células estreladas hepáticas são as principais fontes celulares. A P 100 é regulada positivamente pela IL-6 e pode representar um gene positivo da fase aguda.[41] Finalmente, a proteína de ligação C4b (C4BP) está envolvida na regulação da fase fluida da via clássica do complemento. Durante uma resposta de fase aguda, os níveis hepáticos de ARN mensageiro para a proteína de ligação C4b aumentam 2,5 a 4 vezes. A produção de fase aguda da proteína de ligação C4b é regulada ao nível da transcrição pelo fator de necrose tumoral e pela IL-6.[42]

8. CERULOPLASMINA

A ceruloplasmina é uma glicoproteína que é a **principal proteína transportadora de cobre** no plasma humano (80 a 95% do cobre total em circulação). A ceruloplasmina aparece como a principal proteína de transporte de cobre que transfere o cobre para a citocromo C oxidase, um componente crítico para a produção de energia aeróbica e para a glicólise, que aumentam necessariamente durante a cicatrização de feridas. A ceruloplasmina e o cobre ligado são essenciais para a formação de colagénio e para a ligação cruzada extracelular e maturação do colagénio e da elastina. A ceruloplasmina e o cobre podem também proteger a matriz do tecido em cicatrização contra os iões superóxido, gerados pelos fagócitos durante a eliminação de resíduos de tecido ou de microrganismos.[2]

9. ALBUMINA E TRANSFERRINA

A albumina e a transferrina, a proteína de transporte de ferro no soro, estão diminuídas durante a inflamação, potencialmente para privar os microrganismos do ferro necessário para o crescimento e a expressão da virulência. Parece que as citocinas, incluindo a IL-1, a IL-6 e o fator de necrose tumoral α, são importantes desreguladores da síntese destes reagentes de fase aguda.[2]

Funções:

A albumina contribui significativamente para a regulação do equilíbrio dos fluidos através da manutenção da pressão oncótica. Além disso, actua como uma proteína transportadora versátil, facilitando o transporte de várias substâncias, como hormonas, ácidos gordos e medicamentos, ao mesmo tempo que apresenta propriedades antioxidantes que ajudam a contrariar o stress oxidativo. Além disso, a albumina pode modular as respostas imunitárias, influenciando potencialmente a inflamação e os processos de reparação dos tecidos durante a inflamação aguda. A transferrina, por outro lado, serve principalmente como o principal transportador de ferro na corrente sanguínea. O seu papel no transporte de ferro é crucial para o metabolismo celular e para a função imunitária, uma vez que o ferro é essencial para vários processos celulares e pode influenciar a função das células imunitárias. Durante a resposta de fase aguda, a transferrina pode participar no sequestro de ferro, limitando a disponibilidade de ferro para os agentes patogénicos invasores. Em conjunto, a albumina e a transferrina contribuem para a orquestração da resposta de fase aguda, assegurando o equilíbrio adequado de fluidos, o transporte de nutrientes e a regulação imunitária durante períodos de stress ou infeção.

10. **OUTROS REAGENTES DA FASE AGUDA**

Lipoproteína A

É uma partícula semelhante à lipoproteína de baixa densidade que consiste numa molécula de apoproteína A ligada covalentemente a uma molécula de Apo B, envolvendo um núcleo lipídico rico em colesterol. Os estrogénios reduzem os níveis de lipoproteína A. A expressão hepática alterada das apolipoproteínas ocorre durante a resposta de fase aguda.

Acredita-se que as alterações na síntese hepática destas proteínas sejam responsáveis pelas alterações nos seus níveis séricos. Embora se pense que o fígado é a fonte da maioria das proteínas de fase aguda no compartimento vascular, foi recentemente reconhecido que várias destas proteínas são sintetizadas em tecidos extra-hepáticos. A amiloide sérica A, a Apo J, a Apo E, a Apo A-I e a Apo D são produzidas em resposta ao lipopolissacarídeo, ao fator de necrose tumoral ou à IL-1 nos rins, no coração, no estômago, no intestino e no músculo. A regulação extra-hepática generalizada das apolipoproteínas durante a resposta de fase aguda pode ser importante para as alterações no metabolismo lipídico que ocorrem durante a infeção e a inflamação.[43]

<u>**Funções:**</u>
Durante episódios de infeção ou inflamação, uma fosfolipase A2 secretora aparece na circulação juntamente com uma variedade de proteínas de fase aguda, sugerindo possíveis elementos reguladores comuns entre a fosfolipase A2 secretora e as proteínas de fase aguda [44]

A fosfolipase A2 do grupo II secretora é uma enzima de 14 kDa, uma proteína neutra-ativa dependente de cálcio e altamente catiónica, cuja expressão é aumentada pela IL-1 e pelo fator de necrose tumoral. Durante as respostas inflamatórias sistémicas, como o choque sético e a malária, são atingidas elevadas concentrações de fosfolipase A2 secretória no soro. No choque sético, as concentrações de fosfolipase A2 secretora no soro podem aumentar várias centenas de vezes. O inibidor da tripsina secretória pancreática no soro é um reagente de fase aguda e aumenta notavelmente em resposta ao stress cirúrgico. O inibidor da tripsina secretória pancreática existe em vários tecidos para além do pâncreas e o inibidor da tripsina secretória pancreática sérica aumenta em doentes com várias neoplasias malignas. Após a pancreatectomia, o nível plasmático médio do inibidor da tripsina secretória pancreática aumentou quase 10 vezes, o que é consistente com o seu papel de reator de fase aguda, que parece ser produzido pelo fígado.[45] Algumas proteínas de ligação à heparina são também proteínas de fase aguda, uma vez que a indução da resposta de fase aguda pode aumentar drasticamente os níveis de proteínas de ligação à heparina, e a vitronectina pode desempenhar um papel importante na ligação não específica da heparina no plasma.[46]

<u>ÍNDICE DE FASE AGUDA</u>

Durante a PAF, verifica-se um aumento das APPs (APPs positivas) e uma diminuição de algumas APPs (APPs negativas); a quantificação destas proteínas fornece informações clínicas valiosas para o diagnóstico e o tratamento.

$$\text{Nutritional and acute phase index (NAPI)} = \frac{\text{Value of a rapid positive APP} \times \text{Value of a slow positive APP}}{\text{Value of a rapid negative APP} \times \text{Value of a slow negative APP}}$$

O índice tem sido utilizado como índice prognóstico inflamatório e nutricional (PINI) para doentes humanos e como índice de fase aguda (API) para animais.[1]

MEDIÇÃO QUANTITATIVA DE PROTEÍNAS

O radioimunoensaio (RIA) e o ELISA utilizados para a medição da PPA, em particular da PCR, estão a desenvolver métodos para medições rápidas dos valores de PPA. A eletroforese bidimensional com espetrometria de massa demonstrou ser aplicável a amostras de animais com o objetivo de medir os APR. Foi desenvolvido um chip de proteínas para a medição de Hp e SAA em doentes humanos. Foi proposta uma metodologia de microarray de proteínas em lâminas para a APP em suínos. Indiretamente, a formação de APP pode ser medida em biópsias através de métodos para avaliar a regulação positiva da síntese de proteínas [reação em cadeia da polimerase quantitativa (PCR)]. Esta técnica pode ser aplicada, nomeadamente, em amostras após o abate, ou em histopatologia, juntamente com a avaliação das citocinas. Estes desenvolvimentos tecnológicos podem ter uma importância crucial no futuro se forem efectuados rapidamente e a baixo custo e se for possível manipular muitas amostras, as APPs têm um bom futuro no diagnóstico. Esta técnica é para avaliação geral, tal como a velocidade de sedimentação de eritrócitos é utilizada em medicina interna, mas mais sensível e para grupos especiais de doentes, como manguitos após castração ou laprotomia.[1]

PROTEÍNAS DE FASE AGUDA COMO BIOMARCADORES

Origem das proteínas de fase aguda na saliva

A concentração sérica das proteínas de fase mais aguda aumenta em resposta a lesões nos tecidos, inflamação ou infeção. As alterações nas concentrações séricas/plasmáticas estão correlacionadas com o aumento da síntese hepática.[47] A maioria das proteínas de fase aguda é sintetizada no fígado e algumas delas difundem-se ou são ativamente transportadas para a saliva a partir do sangue. Outras são produzidas localmente, incluindo nas glândulas salivares. Embora a haptoglobina seja produzida principalmente no fígado, algum outro órgão pode contribuir com pele, pulmões, rins e tecido adiposo. Foi observada em bebés uma síntese local na cavidade oral de transferrina, glicoproteína α1-ácida, α1-antitripsina e haptoglobina.[44] Atualmente, é amplamente aceite que a síntese de proteínas de fase aguda pode ter lugar em tipos de células extra-hepáticas. Presumivelmente, os mesmos mediadores inflamatórios observados nos hepatócitos regulam o processo.[47] Dependendo da quantidade do nível medido, a resposta de fase aguda pode ser positiva ou negativa. Alguns níveis de proteínas encontram-se elevados durante a fase aguda (proteínas de fase aguda positivas), enquanto a produção de outras proteínas está diminuída (proteínas de fase aguda negativas).

PROTEÍNAS DE FASE AGUDA POSITIVAS NA SALIVA

Níveis séricos anormais de proteínas de fase aguda positivas foram relatados em vários estudos sobre enfarte do miocárdio, doença inflamatória intestinal, psoríase e malignidade. Algumas doenças orais, como a periodontite, o líquen plano oral, a leucoplasia oral, o carcinoma espinocelular oral, etc., também se caracterizam por um aumento da APP positiva. As proteínas de fase aguda positivas que podem ser observadas na saliva são as seguintes

1. Haptoglobina
2. Proteína C-reativa
3. Fibrinogénio
4. α1-antitripsina

5. glicoproteína ácida α1
6. α2-macroglobulina

1. Haptoglobina

O método de imunoensaio para determinar a haptoglobina em diferentes fluidos biológicos, incluindo a saliva, variou entre 5 e 150 pg/l. **Backhausz et al. (2007),** investigaram amostras salivares pelo método de imunoeletroforese e verificaram que os níveis de transferrina e de haptoglobina em indivíduos com inflamação periodontal eram duas vezes mais frequentes do que em indivíduos de controlo, o que é indicativo de uma correlação com o processo inflamatório. De acordo com os estudos, foi demonstrado que a presença de haptoglobina na saliva parotídea e extra parotídea pode servir como um marcador fiável e que vale a pena determiná-la na saliva total e na saliva específica da glândula. Em doentes VIH positivos que apresentavam manifestações típicas da mucosa oral, observou-se uma correlação entre as concentrações salivares e séricas de IgA, haptoglobina e inibidor da α1-protease.[47]

2. Proteína C-reativa

A concentração sérica de PCR aumenta normalmente em caso de inflamação sistémica. A PCR é a proteína de fase aguda mais comummente utilizada na prática clínica. Foi detectada na saliva total num estudo que incluiu 45 adultos, tendo as concentrações (entre 0 e 472 pg / ml) sido mais elevadas em doentes com gengivite, periodontite moderada e grave.[17] A PCR e a haptoglobina na saliva em doenças orais, bem como em doenças sistémicas, podem ser utilizadas como biomarcadores, para além do seu valor diagnóstico e prognóstico nos pacientes.

3. α2- macroglobulina

A α2- macroglobulina é uma grande proteína plasmática produzida pelo fígado. É capaz de inativar uma enorme variedade de proteinases (incluindo serina-, cisteína-, aspártica- e metaloproteinase). A α2-

macroglobulina foi estudada em doentes com doenças orais. Os níveis de alfa 2-macroglobulina na saliva total foram encontrados entre 0 e 4941 ng/ml usando ELISA. Os níveis salivares foram encontrados ainda mais elevados em pacientes com gengivite e periodontite. Recentemente, Chen et al. tanto a α2-macroglobulina como a proteína semelhante à α2-macroglobulina são componentes essenciais da imunidade inata salivar, actuando como um inibidor natural contra o vírus da gripe A de origem suína. Além disso, a α2- macroglobulina foi registada entre os biomarcadores salivares da diabetes tipo 2.

4. α1-antitripsina

A α1-antitripsina inibe uma grande variedade de proteases. Protege os tecidos das enzimas das células inflamatórias, especialmente da elastase dos neutrófilos. A α1-antitripsina foi medida na saliva total entre 2-2271 ng/ml por ELISA. Os fumadores também apresentam níveis baixos de α1 antitripsina no fluido crevicular.

5. glicoproteína ácida α1

A glicoproteína ácida α1 é sintetizada principalmente nos hepatócitos, mas também foi encontrada uma produção ligeira nas glândulas salivares e no baço. No contexto da atividade imunomoduladora e antibacteriana direta estabelecida do α1 AG, a sua expressão nas glândulas salivares pode ser explicada pela imunidade local, mesmo em condições saudáveis. Em bebés pré-maturos, a concentração salivar de α1 AG e de albumina foi elevada devido ao aumento da transudação de proteínas. Trata-se de uma consequência tardia da desnutrição intra-uterina.

6. Fibrinogénio

As taxas de deteção dos produtos de degradação do fibrinogénio salivar e da lactoferrina aumentam com a idade e com a intensidade dos efeitos de mistura agressiva no ar inalado. Estas estão também relacionadas com a intensidade dos processos inflamatórios e proliferativos na cavidade oral e no sistema broncopulmonar.

PROTEÍNAS NEGATIVAS DE FASE AGUDA

As proteínas de fase aguda negativas que podem ser observadas na saliva são as seguintes

1. Albumina
2. Transcortina

1. Albumina

A albumina da saliva total pode servir como indicador de estomatite em doentes com cancro. Por outro lado, os níveis de albumina aumentam significativamente, tal como a lactoferrina, em casos de inflamação aguda das glândulas salivares, quer devido a contaminação por vestígios de sangue ou fluidos gengivais. Quase todas as amostras obtidas após a estimulação das glândulas salivares principais contêm concentrações de albumina inferiores ao limite de deteção de 18,9 pg/ml. O aumento da concentração de albumina na saliva total foi sempre detectado antes do aparecimento clínico da estomatite, sugerindo que a albumina na saliva total pode ser um marcador e um preditor desta complicação. Infelizmente, a medição da albumina salivar não conseguiu prever o comprometimento microvascular em pacientes diabéticos. Sugere-se que pode desempenhar um papel de diagnóstico na saúde e doença oral em doentes diabéticos. É importante salientar que as concentrações de albumina e pré-albumina na saliva dos idosos estão correlacionadas com as concentrações séricas.

2. Transcortina

A transcortina, também chamada globulina de ligação a corticosteróides e inibidora da serpina peptidase, é uma α-globulina e liga-se a várias hormonas esteróides: cortisol, progesterona, aldosterona e 11-deoxicorticosterona. Cerca de 15% do cortisol salivar está ligado à transcortina, que é um componente normal da saliva parotídea não contaminada. O cortisol na saliva é maioritariamente livre, o que implica que a elevação da concentração de cortisol salivar não se deve a concentrações mais elevadas de transcortina. A transferrina salivar é suposto ser um marcador de contaminação sanguínea. Este facto está na base da sua utilização sugestiva como biomarcador para a deteção precoce do cancro oral. Para fornecer uma medida quantitativa da contaminação sanguínea na saliva, Schwartz et al. desenvolveram um imunoensaio enzimático para a transferrina, que está normalmente presente em quantidades muito pequenas (<5 mg/l) na saliva e em alta concentração no sangue total.

Jou et al. (2010) estudaram amostras de saliva de pacientes diagnosticados com cancro oral com o objetivo de identificar marcadores salivares para a deteção precoce do cancro. Em doentes com carcinoma espinocelular do pescoço, os níveis de transferrina na saliva estavam aumentados mais de 3 vezes em relação aos valores normais. Além disso, os níveis aumentados de transferrina salivar estavam fortemente correlacionados com o tamanho e o estádio do tumor. Da mesma forma, as proteínas de ligação ao ferro, a lactoferrina e a transferrina foram medidas mais elevadas em pacientes com periodontite, próteses parciais e pacientes edêntulos, bem como naqueles que usavam próteses completas. Uma explicação provável é o seu efeito bacteriostático nas bactérias salivares gram-positivas e negativas.

REACTORES DE FASE AGUDA NA RESPOSTA IMUNITÁRIA

O sistema imunitário funciona como mecanismo de defesa do organismo contra agentes patogénicos, lesões e outras ameaças ao seu bem-estar. No centro desta defesa estão os reactores de fase aguda, um grupo de proteínas cujos níveis aumentam ou diminuem rapidamente em resposta a estímulos inflamatórios. Identificados originalmente na década de 1930, os reagentes de fase aguda desempenham um papel fundamental na orquestração da complexa cascata de eventos envolvidos na resposta imunitária.

Quando o corpo se depara com desafios como infecções, danos nos tecidos ou inflamação, o fígado sintetiza e liberta rapidamente reagentes de fase aguda na corrente sanguínea. Este aumento da produção de proteínas serve para modular e regular vários aspectos da resposta imunitária, incluindo a inflamação, a opsonização, a ativação do complemento e a coagulação.

A estrutura bioquímica das proteínas da fase aguda (APPs) é distinta, sendo muitas delas glicoproteínas caracterizadas por níveis mais elevados de glicosilação em moléculas sintetizadas durante as respostas da fase aguda. No entanto, excepções notáveis incluem a proteína C reactiva (CRP) e a amiloide sérica A (SAA), ambas importantes APPs sem glicosilação. A SAA, que se distingue pela sua estrutura de apolipoproteína, apresenta um elevado polimorfismo e é sintetizada por tipos de células não hepáticas. A síntese de APPs e as alterações na sua composição são processos rápidos e fundamentais na **"reação de fase aguda"** ou **"resposta de fase aguda"**, que ocorrem nas fases iniciais e ao longo da progressão de várias condições patológicas como inflamações, traumatismos, imunopatologias, doenças bacterianas ou neoplásicas. Esta resposta representa a reação do organismo a alterações homeostáticas durante a doença. Recentemente, foram elucidadas associações entre a síntese de APP e a aterosclerose. Inicialmente consideradas como específicas de doenças agudas, as disfunções na síntese da APP foram também observadas em doenças crónicas, particularmente nas que se encontram em fase ativa.[12]

Os aumentos ou diminuições da concentração sérica das proteínas de fase aguda (PFA) são normalmente observados entre 2 a 4 a 6 dias após o início da doença. Predominantemente, são observados aumentos na concentração, abrangendo uma vasta gama de uma a duas vezes em algumas proteínas do complemento, cinco a dez vezes em factores de coagulação e inibidores de proteases, e até cem a mil vezes na PCR e na SAA. O nível máximo é frequentemente atingido cerca de 8 a 10 dias após a progressão da doença e mantém-se elevado durante todo o seu curso. Por outro lado, existem "proteínas de fase aguda negativas" cujas concentrações séricas diminuem durante a doença. Algumas moléculas, como a PCR e a SAA, apresentam flutuações rápidas na concentração, com uma semi-vida de 24 a 30 horas, quer espontaneamente quer após tratamento. Por outro lado, as concentrações de outras APPs aumentam gradualmente e regressam aos valores normais a um ritmo igualmente gradual.[12, 18]

A simples medição das proteínas de fase aguda (APPs) no soro é insuficiente para avaliar o seu papel nas doenças. A concentração de APPs no soro reflecte um equilíbrio entre as suas taxas de síntese e de secreção, por um lado, e a sua taxa de eliminação, por outro (ou seja, a relação entre a produção e a degradação). Para além de medir as APPs no soro, a sua disponibilidade é crucial para compreender as suas funções e efeitos. A disponibilidade pode aumentar devido ao aumento da síntese, mas a síntese intensa pode ser contrariada pelo consumo de tecidos ou pela rápida eliminação, resultando em concentrações séricas normais de APPs. Normalmente, as doenças têm um impacto mínimo na eliminação e decomposição da PCR e da SAA. Consequentemente, os níveis de CRP e SAA são determinados principalmente pelas suas taxas de síntese, aumentando o seu valor diagnóstico e prognóstico.[12]

CARACTERÍSTICAS DAS CITOCINAS E MOLÉCULAS NA REACÇÃO DE FASE AGUDA

As citocinas são pequenas proteínas que desempenham um papel crucial na sinalização celular, particularmente no sistema imunitário. São produzidas por uma variedade de células, incluindo células imunitárias como as células T, células B, macrófagos e células dendríticas, bem como células não imunitárias como os fibroblastos e as células endoteliais. As citocinas actuam como mensageiros, transmitindo sinais entre as células para regular vários processos fisiológicos, incluindo a inflamação, as respostas imunitárias e a hematopoiese (a formação de células sanguíneas). Estas moléculas de sinalização estão envolvidas na orquestração da resposta do organismo a infecções, lesões e doenças. Podem promover ou inibir a inflamação, modular a proliferação e diferenciação das células imunitárias, regular a morte celular (apoptose) e contribuir para a reparação e remodelação dos tecidos.

Em geral, as citocinas são intervenientes centrais na resposta imunitária, actuando como mediadores-chave da comunicação entre as células para manter a homeostase e coordenar defesas imunitárias eficazes contra agentes patogénicos e outros desafios. A sua desregulação está implicada em várias doenças, incluindo doenças auto-imunes, condições inflamatórias e cancro, o que as torna alvos importantes para intervenções terapêuticas

As citocinas podem ser classificadas em várias famílias com base nas suas funções e semelhanças estruturais, incluindo as interleucinas (IL), os interferões (IFN), os factores de necrose tumoral (TNF), as quimiocinas e os factores de crescimento. Cada família é constituída por vários membros, cada um com as suas próprias funções e objectivos específicos.

QUADRO 3: CLASSIFICAÇÃO DAS CITOCINAS COM BASE NAS SUAS PROPRIEDADES

Proinflammatory Cytokines	TNF, IL-1, IL-6 , Chemokines (mostly)
Anti-inflammatory Cytokines	IL-4,IL-10 ,IL-13, TGF-β, IL-1 ra
Antiviral Cytokines	IFN-α,IFN-β,
Macrophages Activating Cytokines	IFN-γ
B-cell Activating Cytokines	IL-4, IL-5,IL-6, IL-21
T- Cell Activating Cytokines	IFN-γ, IL-2, IL-4 , IL-12
Eosinophil And / Or Mast Cell Activating Cytokines	IL-3, IL-4, IL-5, IL-13

Interleucina-1 (IL-1)

A IL-1 é uma citocina amplamente reactiva da imunidade inata, produzida por perturbações da membrana celular que estimulam o macrófago. Isto é especialmente notável após a incorporação de material antigénico. A IL-1 tem efeitos locais e sistémicos no metabolismo celular e nas reacções imunitárias e inflamatórias. A família da IL-1 contém três ligandos (IL-1α, IL-1β e IL-1Ra) e dois receptores (tipo I e tipo II). IL1 α e β são agonistas potentes, enquanto IL-1Ra é um antagonista natural potente da ativação celular por IL-1α ou IL-1β. A IL-1α, a IL-1β e a IL-1 Ra estão estruturalmente relacionadas e ligam-se com afinidades semelhantes aos receptores de IL-1 nas células. A IL-1α é biologicamente ativa e parece permanecer associada à célula intacta. A IL-1α é libertada quando a integridade celular é comprometida, como na necrose, apoptose ou permeação celular.[2]

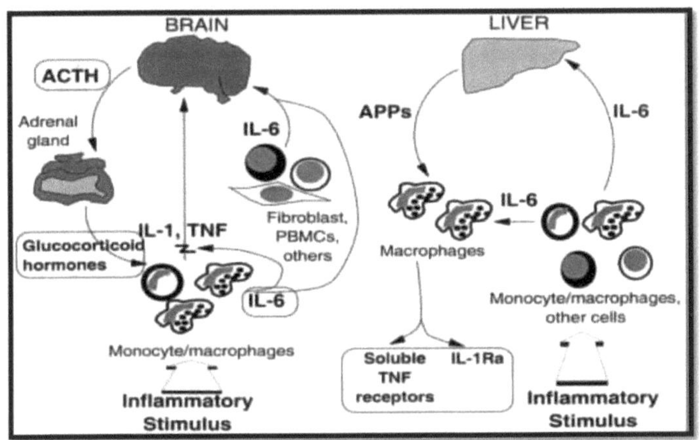

FIGURA 5: DIAGRAMA DE VÁRIOS CIRCUITOS DE FEEDBACK NA RESPOSTA DE FASE AGUDA QUE FUNCIONAM PARA REGULAR A INFLAMAÇÃO.[2]

A IL-1 desempenha um papel fundamental na inflamação, exercendo os seus efeitos numa grande variedade de células e conduzindo frequentemente à destruição dos tecidos. O antagonista do recetor de interleucina 1 (IL-1Ra), uma proteína anti-inflamatória natural, bloqueia competitivamente a ligação da IL-1α e da IL-1 β aos receptores de IL-1 de tipo I e de tipo II, mas não exerce qualquer atividade agonista, apesar de partilhar 30% de homologia da sequência de aminoácidos com a IL-1 β e 19% com a IL-1α. Foi demonstrado que a IL-1 Ra inibe os efeitos da IL-1 tanto in vitro como in vivo e reduz a gravidade de vários modelos animais de doenças inflamatórias.[7]

Tal como a APP, os níveis séricos de IL-1 Ra podem aumentar drasticamente durante diferentes condições inflamatórias e não inflamatórias, como a sépsis, doenças reumáticas crónicas e lesões tecidulares não inflamatórias. Embora tenha sido demonstrado que uma variedade de células produz IL-1Ra, pouco se sabe sobre a contribuição dos hepatócitos para os níveis circulantes de IL-1 Ra durante a resposta de fase aguda. Curiosamente, verificou-se que os níveis séricos de IL-1Ra se correlacionam com as concentrações séricas de IL-6 em crianças com artrite crónica juvenil. Além disso, a administração de IL-1 ou IL-6 a doentes aumentou os níveis circulantes de IL-1Ra, sugerindo que a produção desta citocina pode ser regulada como um APP.[7]

A IL-1β é sintetizada como uma proteína precursora inativa que é processada para a sua forma ativa após libertação da célula pela proteinase específica, a enzima de conversão da IL-1. A IL -1 Ra pode ser sintetizada como uma proteína secretada que contém uma sequência líder hidrofóbica clássica e é exportada através do retículo endoplasmático e do aparelho de Golgi, ou duas formas intracelulares que não possuem os líderes secretores.[8]

É provável que o equilíbrio entre agonistas e antagonistas no sistema IL-1 tenha efeitos profundos na patogénese das doenças inflamatórias. Os genes IL-1α, IL-1β e IL-1Ra são codificados em separado. Os três genes estão agrupados no braço longo do cromossoma humano 2. Os três membros da família de genes IL-1 são regulados transcritivamente por uma variedade de sinais ambientais, que incluem componentes da parede celular bacteriana, citocinas, estímulos imunitários e mediadores inflamatórios. Os membros da família IL-1 são designados como genes de resposta precoce imediata.[8] Os produtos microbianos, como as endotoxinas e as exotoxinas, induzem a produção de IL-1 pelos monócitos. O estímulo mais comum para a secreção de IL-1 é a endotoxina, particularmente no que se refere à interação do lipopolissacárido com a proteína de ligação ao lipopolissacárido e com o CD14 para a estimulação dos macrófagos. Os agentes endógenos que estimulam a produção de IL-1 pelos monócitos incluem o componente 5α do complemento (C5α), os factores estimuladores de colónias (CSF), o fator de necrose tumoral α, o fator de crescimento transformador β e a própria IL-1. Os corticosteróides, como agentes anti-inflamatórios, e as prostaglandinas parecem inibir a libertação de IL-1 dos macrófagos. Os queratinócitos e os fibroblastos dérmicos produzem IL-1 (principalmente IL-1α), frequentemente em resposta ao stress ambiental.[8]

Como todas as hormonas citocinas, a IL-1 actua como um interruptor que liga ou desliga genes específicos, permitindo assim que a célula responda adequadamente ao stress ambiental. A IL-1 medeia a sua ação nas células-alvo através de receptores de alta afinidade na membrana plasmática.[2]

Encontram-se números reduzidos de IL-1R 1 em muitos tipos de células, sendo o tipo predominante de IL-1 R nas células T e nos fibroblastos. O IL-1 R II é mais comum nos neutrófilos, monócitos e células B.[2] A expressão do recetor de IL-1 é regulada negativamente pela IL-1. Em contrapartida, as prostaglandinas e os glucocorticóides aumentam a expressão dos receptores de IL-1 funcionais em alguns tipos de células, como os fibroblastos e os linfócitos B.

Os genes IL-1Ra estão localizados na mesma região do cromossoma humano 2 que os seus ligandos. A IL-1 é considerada um importante mediador da inflamação, com base na sua presença em locais inflamatórios e na sua capacidade de induzir muitas das caraterísticas da resposta inflamatória.[8]

In vivo, a IL-1 provoca reacções inflamatórias sistémicas, como a febre e a resposta de fase aguda do fígado. A IL-1 provoca reacções inflamatórias locais imediatas que se caracterizam pela ligação dos neutrófilos do sangue às paredes dos vasos, o que resulta da indução da expressão de estruturas de superfície nas células endoteliais (como a molécula de adesão intracelular 1). As células apresentadoras de antigénios (APC), as células T, as células pré-B e as células B são direta ou indiretamente estimuladas pela IL-1 para participarem nas respostas imunitárias inatas e adaptativas. In vitro, a IL-1 induz a libertação de PGE2 a partir de muitos tipos de células, a produção de proteases, o catabolismo da cartilagem e do osso e o crescimento de fibroblastos, o que pode contribuir para a patogénese da inflamação crónica. A IL-1 é também uma macromolécula importante na ligação dos sistemas neuroendócrino e de resposta inflamatória e imunitária. Estimula o eixo hipotalâmico pituitário-adrenal a libertar neuropeptídeos bioactivos no portal hipotalâmico e na circulação sistémica.

Em resposta à IL-1, são detectados níveis aumentados de fator de libertação de corticotrofina, hormona de libertação adrenocorticotrópica, endorfinas, vasopressina e somatostatina. Os produtos da via da ciclo-oxigenase parecem mediar a libertação de corticotrofina induzida pela IL-1. Em condições de stress, a IL-1 parece atuar diretamente sobre os neurónios. A IL-1 é um pirogénio extremamente potente, sinalizando o hipotálamo através da barreira hemato-encefálica.[8]

A IL-1 induz o amiloide sérico A, o fibrinogénio, o fator B, as metalotioneínas, os factores de coagulação do soro, os componentes do complemento e a IL-6. A IL-1, juntamente com outras citocinas, também induz a produção hepática de óxido nítrico sintase de tipo 2. Em contrapartida, a IL-1 diminui a transcrição da albumina, dos citocromos, da transferrina e da lipoproteína lipase.[8] À semelhança das proteínas de fase aguda, os níveis séricos de IL-1 Ra podem aumentar durante diferentes condições inflamatórias e não inflamatórias, como a sépsis, as doenças reumáticas crónicas e as lesões tecidulares não inflamatórias. Além disso, tanto a IL-1 como a IL-6 aumentam os níveis circulantes de IL-1Ra, sugerindo que a sua regulação é semelhante à das proteínas de fase aguda. Assim, a IL-1 Ra sérica é produzida pelos hepatócitos e é regulada por citocinas pró-inflamatórias como uma proteína de fase aguda.[2]

<u>**Fator de necrose tumoral (TNF)**</u>

O fator de necrose tumoral é considerado um importante mediador inflamatório. A família do fator de necrose tumoral tem dois ligandos: o fator de necrose tumoral α, que é produzido tanto por fagócitos mononucleares como por certas populações de células T activadas, e o fator de necrose tumoral β, que é um produto das células T citotóxicas. A família de genes do fator de necrose tumoral também inclui as citocinas relacionadas, a linfotoxina-α e a linfotoxina-β. Os outros membros da família incluem ligandos para CD27, CD30, CD40, OX40, 4-1BB e Fas. Existem também dois receptores de superfície, p55 e p75, que se ligam ao fator de necrose tumoral α e ao fator de necrose tumoral β. Os receptores do fator de necrose tumoral p55 e p75 podem ser libertados das células activadas e neutralizar as actividades biológicas do fator de necrose tumoral α. O TNF-α provoca catabolismo muscular, que também é mediado por glucocorticóides, bem como hiperglicemia induzida pelo glucagon e absorção de aminoácidos pelo fígado.[4]

O fator de necrose tumoral α maduro sofre uma clivagem proteolítica a partir de um precursor ligado à membrana, e o monómero segregado dobra-se sobre si próprio em duas folhas beta-pregueadas. Três dessas folhas formam um trímero em forma de sino, de modo que o fator de necrose tumoral α biologicamente ativo circula como um complexo homotrimérico. Presume-se que a ativação do recetor ocorra através do agrupamento de dois ou três receptores em torno de cada trímero do fator de necrose tumoral. Os receptores (1000 a 10.000 por célula) com elevada afinidade para o fator de necrose tumoral estão presentes nas membranas das células-alvo que podem responder ao fator de necrose tumoral.

As células da linhagem dos macrófagos e dos monócitos são a fonte predominante do fator de necrose tumoral. O fator de necrose tumoral é produzido pelos miócitos cardíacos, onde os seus efeitos locais podem alterar profundamente a fisiologia sistémica através da alteração da função das células do miocárdio e da sua atividade parácrina local.[8] Uma variedade de citocinas, incluindo a IL-1, induzem a produção do fator de necrose tumoral pelos macrófagos. Os efeitos celulares locais do fator de necrose tumoral incluem a capacidade de induzir leucócitos nucleares polimorfos a ligarem-se ao endotélio vascular, ativar a fagocitose, elaborar explosões de superóxido e promover a desgranulação.

As alterações tecidulares induzidas pelo fator de necrose tumoral são:
a. Uma atividade de reabsorção óssea semelhante à IL-1.
b. Efeitos induzidos da colagenase na cartilagem e aumento da reabsorção de proteoglicanos com inibição da síntese de proteoglicanos.
c. Indução da proliferação de fibroblastos para reparação de feridas ou com potenciais efeitos patológicos como na fibrose induzida por inflamação crónica.

O fator de necrose tumoral α é produzido em resposta ao lipopolissacárido. Uma rede de citocinas controla a indução e a ação do fator de necrose tumoral. O fator de necrose tumoral, por sua vez, induz a produção de IL-1 e de prostaglandina E2 pelos macrófagos, a produção de interferão-gama e de interferão-β pelos fibroblastos e <u>a produção do fator estimulador</u> de colónias de granulócitos e macrófagos <u>por vários tipos de células. Tanto o fator de necrose tumoral α como</u> a IL-1 induzem a molécula de adesão intracelular 1, uma molécula de adesão celular envolvida na ligação e subsequente ativação de células T por células apresentadoras de antigénios. Vários investigadores descobriram que a IL-1 e o TNF α eram indutores da síntese de proteínas de fase aguda. Foram efectuados estudos comparativos sobre a indução de várias proteínas de fase aguda pelas três monocinas em culturas primárias de hepatócitos humanos.

Enquanto a IL-6 estimulou todo o espetro de proteínas de fase aguda observadas em estados inflamatórios no homem, a IL-I, bem como o TNF α, tiveram apenas estados inflamatórios no homem.[9]

O fator de necrose tumoral é um importante mediador inflamatório e é responsável pela atividade da cachectina, uma citocina letalmente tóxica que medeia a perda de peso (caquexia) durante infecções ou após a injeção de lipopolissacarídeos. Uma propriedade inflamatória sistémica adicional do fator de necrose tumoral α inclui a indução de febre e de vários reagentes de fase aguda.

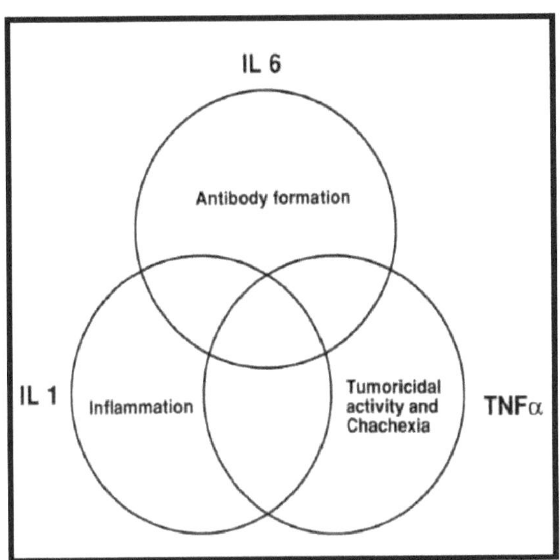

FIGURA 6: REDUNDÂNCIA E ESPECIFICIDADE DAS ACTIVIDADES DE IL-1, IL-6 E TNF[21]

O fator de necrose tumoral tem a capacidade direta de estimular a síntese de prostaglandina E2 hipotalâmica, estimulando assim a febre. O fator de necrose tumoral α também parece ser capaz de contribuir para a indução de vários dos reagentes de fase aguda.

Os efeitos do fator de necrose tumoral na indução da fase aguda em linhas celulares de hepatoma humano incluem o aumento da biossíntese das proteínas do complemento fator B e C3, bem como da α1-antiquimotripsina. O fator de necrose tumoral também diminui a biossíntese de albumina e transferrina.

A produção do fator de necrose tumoral ocorre como parte da resposta conservada a uma vasta gama de factores de stress celular, porque participa como mediador central da complexa cascata de sinalização de citocinas, hormonal e celular subjacente à resposta coordenada a estímulos invasivos ou ameaçadores. Os níveis máximos do fator de necrose tumoral estimulam a produção de uma cascata de outras citocinas e hormonas, incluindo as hormonas reguladoras do contador de glicose, a epinefrina, o glucagon e os glucocorticóides, e estas hormonas têm sido implicadas na interrupção da produção do fator de necrose tumoral. Após uma fase de distribuição rápida, o fator de necrose tumoral circulante é eliminado através da ligação a receptores específicos nos pulmões, baço, fígado, pele, rins e outros órgãos.

INTERLEUCINA-6 (IL-6)

As primeiras provas de que a IL-6 é um indutor da resposta de fase aguda no sistema humano resultaram de trabalhos com linhas celulares humanas infectadas. As citocinas IL-1 e TNF α, que estimulam a síntese de IL-6 nos fibroblastos humanos, actuam através de dois sistemas de segundos mensageiros: a proteína quinase C e o AMP cíclico. Além disso, a síntese de IL-6 é controlada por hormonas esteróides. Foi descrito que a dexametasona inibe a produção de IL-6 em monócitos humanos. O estradiol- 6 impediu a formação de IL-6 em células estromais do endométrio humano .[9]

A IL-6 é uma citocina pleiotrópica envolvida na regulação das respostas imunitárias, da resposta de fase aguda e da hematopoiese. Embora inicialmente se pensasse que era uma citocina pró-inflamatória, descobertas recentes sugerem que a IL-6 tem muitas actividades anti-inflamatórias e imunossupressoras. A IL-6 está relacionada com a IL-1 e o fator de necrose tumoral α, na medida em que estas três citocinas são libertadas de forma coordenada a partir de monócitos activados. A IL-6 actua diretamente sobre as células B activadas por IL-4 e IL-5 e induz a produção de imunoglobulinas M, G e A, ou seja, a IL-6 desempenha um papel essencial na diferenciação terminal das células B em células secretoras de imunoglobulinas (tal como descrito no diagrama abaixo). A IL-6 não actua nas células B normais em repouso, porque estas células não expressam receptores de IL-6. No entanto, as células B activadas expressam receptores de IL-6 e respondem à IL-6 através da produção e secreção de anticorpos.

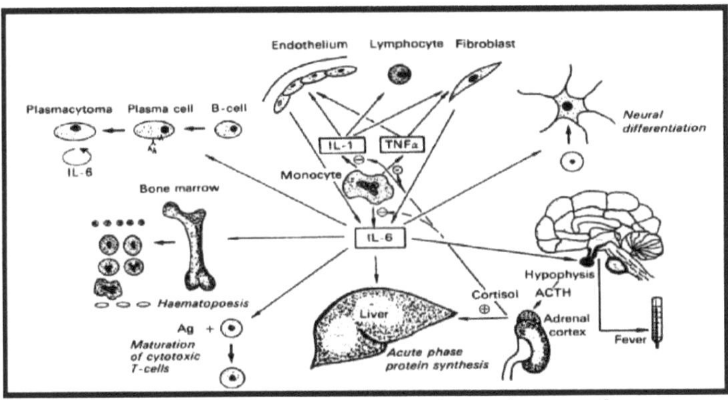

FIGURA 7: Acções Pleiotrópicas da Interleucina-6 [9]

O papel protetor da IL-6 e das proteínas específicas da fase aguda contra a inflamação, uma vez que as proteínas da fase aguda exercem funções específicas que fazem parte de um mecanismo complexo de controlo da homeostasia, incluindo a inibição das serino-proteinases, a ligação da hemoglobina pela haptoglobina e a reação de coagulação pelo fibrinogénio e outros factores.[10]

A IL-6 faz parte de um grupo de citocinas que se prevê partilharem uma estrutura de dobragem terciária comum, incluindo a IL-11, o fator inibidor da leucemia, a oncostatina M, o fator neurotrófico ciliar e a cardiotrofina-1. Em várias condições inflamatórias e durante uma resposta de fase aguda induzida pela administração de endotoxina ou choque sético, os níveis de fator inibidor da leucemia estão aumentados no plasma e nos fluidos corporais inflamatórios e induzem proteínas de fase aguda do tipo II.

A IL-6 é claramente uma interleucina que medeia a comunicação entre um grande número de tipos de células, desempenhando um papel na proliferação e diferenciação de linfócitos B, plasmocitomas e hibridomas, progenitores hematopoiéticos, hepatócitos e linfócitos T. Outras actividades sobrepõem-se às da IL-1 e do fator de necrose tumoral. Outras actividades sobrepõem-se às da IL-1 e do fator de necrose tumoral, pelo que a IL-6 é considerada um importante mediador imunitário e inflamatório (como descrito no diagrama seguinte). A IL-6 é considerada um importante mediador imunitário e inflamatório. Embora a IL-6 seja o mediador predominante da resposta de fase aguda local, na resposta de fase aguda sistémica, a IL-6 pode não ser essencial. A IL-6 estimula a libertação de corticotrofina através da atividade da hormona libertadora de corticotrofina e, subsequentemente, a produção de corticosteróides, podendo assim conduzir indiretamente à neutrofilia através da desmarginação induzida pelos corticosteróides e do aumento da sobrevivência dos neutrófilos.[2] A IL-6 está também associada a eventos coronários agudos e ao risco de hipertensão. A terapia periodontal reduziu os níveis plasmáticos de IL-6 e melhorou a função endotelial.[11]

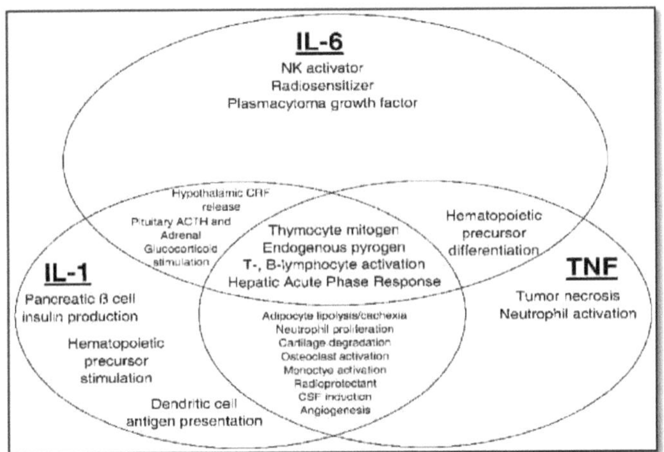

FIGURA 8: REPRESENTAÇÃO ESQUEMÁTICA DAS INTER-RELAÇÕES DE IL-1, IL-6 E FACTOR DE NECROSE TUMORAL NAS RESPOSTAS INFLAMATÓRIAS REACÇÕES DE FASE AGUDA E LIGAÇÕES DOS SISTEMAS NEUROENDÓCRINO, IMUNITÁRIO E INFLAMATÓRIO.[2]

INTERLEUCINA-8 (IL-8)

A IL-8 é uma citocina pró-inflamatória cujo principal papel na infeção e na inflamação é o recrutamento e a ativação de neutrófilos circulantes e tecidulares para o local da lesão tecidular. A IL-8 é produzida por uma grande variedade de tipos de células, incluindo o endotélio vascular e pulmonar, monócitos, eosinófilos, células mesangiais renais, astrócitos, fibroblastos e queratinócitos. Tanto a IL-1β como o fator de necrose tumoral α induzem a ativação transcricional do gene da IL-8 e a síntese da proteína IL-8.

A IL-8 foi avaliada quanto à sua capacidade de induzir a produção de proteínas de fase aguda. O tratamento de hepatócitos com IL-8 resultou num aumento dependente da dose da produção de proteína C-reactiva, glicoproteína α1-ácida e α1-antiquimotripsina e numa diminuição da produção de transferrina e albumina. Assim, a IL-8 pode ter a capacidade de modular a resposta de fase aguda.[2]

REACTORES DE FASE AGUDA NA INFECÇÃO

As infecções bacterianas constituem frequentemente um forte estímulo para uma resposta sistémica de fase aguda, manifestada pelo aumento da produção de cerca de 25 proteínas plasmáticas. Estudos realizados em recém-nascidos com infecções estreptocócicas e bacteriemia sugerem que a proteína C reactiva é um marcador do período agudo da infeção e a α1-ácido-glicoproteína um marcador da recuperação. A febre e a elevação sustentada dos níveis de proteína C reactiva, da taxa de sedimentação de eritrócitos e de outros marcadores inflamatórios são problemas comuns durante o tratamento da endocardite infecciosa.[2]

As elevações dos níveis de proteína C-reactiva foram significativamente prolongadas nos episódios com evolução complicada em comparação com os episódios com evolução não complicada. Os níveis iniciais de proteína C-reactiva foram aumentados em 90 vezes, enquanto os níveis de fibronectina foram reduzidos após pneumonia adquirida na comunidade confirmada bacteriologicamente. A IL-1β e a IL-6 estavam aumentadas 15 vezes e o fator de necrose tumoral α estava aumentado 3 vezes[67]. Tanto nos doentes seropositivos como nos seronegativos para o VIH, as proteínas de fase aguda estavam elevadas quando a tuberculose foi inicialmente diagnosticada e diminuíram durante o tratamento. Foram avaliadas diferentes lipoproteínas, a amiloide sérica A e a proteína C-reactiva e as actividades da lipase lipoproteica e da lipase hepática durante as fases aguda e de convalescença de doenças virais e bacterianas. A proteína C-reactiva liga-se às lipoproteínas de baixa e muito baixa densidade e a proteína amiloide A sérica está associada às lipoproteínas de alta densidade. Isto sugere que estas proteínas de fase aguda podem interferir com o metabolismo das lipoproteínas séricas durante a fase aguda da infeção. Recentemente, foi demonstrado que a proteína de reação C aumenta na infeção por Plasmodium falciparum, é mais elevada nos casos mais graves e diminui com o tratamento.

A concentração da proteína de ligação à manose aumentou 1,5 a 3 vezes após a cirurgia e a lesão tecidular associada. O aumento da proteína de ligação à manose foi observado em doentes com malária e manteve-se durante 30 dias de tratamento[68] . Certos compostos bacterianos, provavelmente provenientes do trato gastrointestinal, desencadeiam a resposta de fase aguda pós-operatória e são responsáveis pela ativação de monócitos ou macrófagos e granulócitos. Os níveis de proteína C-reactiva começam a aumentar no primeiro dia de pós-operatório de cirurgia de grande porte. Os níveis de IL-6 atingem o pico no final da operação, permanecendo elevados durante 6 horas após a cirurgia de grande porte.

As infecções cirúrgicas e a resposta inflamatória à infeção têm um papel importante na morbilidade e nos resultados dos doentes cirúrgicos. A identificação de doentes em risco de complicações pós-operatórias pode ter um impacto nas indicações para um procedimento, bem como permitir modificações do tratamento para reduzir o risco cirúrgico. Recentemente, dados sobre a defesa antibacteriana pré-operatória do hospedeiro sugeriram que a preparação do sistema imunitário pode resultar numa resposta inadequada a lesões ou infecções. A preparação pré-operatória da resposta do hospedeiro, detectada por um aumento da resposta de fase aguda, está associada a uma resposta inflamatória agressiva a estímulos menores (como um pequeno grau de contaminação bacteriana) que, de outra forma, teriam sido eliminados. Estes dados sugerem que, se existirem sinais de uma resposta de fase aguda no pré-operatório, a resposta do doente a uma operação e à infeção durante o período pós-operatório pode ser adversamente afetada. Várias condições fisiopatológicas podem contribuir para uma maior frequência da síndrome da resposta inflamatória sistémica em doentes submetidos a cirurgia cardíaca com circulação extracorporal, em comparação com doentes submetidos a outros procedimentos cirúrgicos de grande dimensão.

Em resposta à endotoxemia e à secreção de citocinas, ocorre a sequência coordenada de alterações sistémicas e metabólicas da resposta de fase aguda. A amiloide sérica A, uma apolipoproteína, foi definida como o precursor da proteína fibrilar amiloide secundária. Verificou-se que a amiloide sérica A é um marcador adicional e sensível da resposta de fase aguda após o bypass cardiopulmonar; o aumento da concentração de amiloide sérica A é paralelo ao aumento temporário da temperatura central do corpo e é precedido por endotoxemia e secreção de IL-6.

Está estabelecido que as bactérias evocam uma resposta do hospedeiro, incluindo citocinas e outras moléculas, que medeiam os efeitos celulares que eventualmente levam à manifestação caraterística do choque sético. O fator de necrose tumoral, a IL-1, a IL-6, a IL-8, a IL-10, o interferão-δ, os dois receptores solúveis do fator de necrose tumoral e a IL-1 Ra constituem esta lista de citocinas.

As infecções sépticas e as síndromes relacionadas são heterogéneas no que diz respeito à causalidade e às manifestações clínicas e foram identificadas como

(i) síndrome da resposta inflamatória sistémica a síndrome da resposta inflamatória sistémica, que denota a resposta inflamatória sistémica a uma variedade de insultos clínicos graves,

(ii) sepsis designa a síndrome da resposta inflamatória sistémica em resposta a uma infeção,

(iii) A sépsis grave designa a sépsis associada a disfunção orgânica, hipoperfusão ou hipotensão,

(iv) o choque sético descreve a sépsis induzida com hipotensão, apesar da reanimação adequada com fluidos, e

(v) A disfunção de múltiplos órgãos é a presença de uma alteração da função dos órgãos num doente com doença aguda .

O TNF, a IL-1 e o interferão-g foram identificados como importantes moléculas mediadoras no desenvolvimento do choque sético. A IL-10, os receptores solúveis do fator de necrose tumoral e a IL-1Ra parecem ter um efeito regulador. A IL-6 e a IL-8 contribuem provavelmente para manifestações como a resposta de fase aguda e a leucocitose. O fator de necrose tumoral induziu um aumento de 40 vezes na concentração de IL-6, enquanto a IL-1 parece não ter sido afetada 2. O fator de necrose tumoral é a primeira citocina a ser libertada com um pico de concentração 1-1,5 h após o contacto com o lipopolissacárido. No espaço de 2-3 horas, é atingido o pico de concentração de IL-1, IL-6 e IL-8. O interferão δ é libertado na circulação mais tarde do que o fator de necrose tumoral. A IL-1, a IL-6 e a IL-8 são induzidas diretamente pelo lipopolissacárido, bem como indiretamente pelo fator de necrose tumoral.

O lipopolissacarídeo induz o recetor solúvel do fator de necrose tumoral p55 com um nível máximo após 30 minutos e uma diminuição gradual, e o recetor solúvel do fator de necrose tumoral p75 com um pico após 4-8 horas. Os níveis de proteína C reactiva têm sido propostos como um marcador para detetar e monitorizar a sépsis em doentes queimados, sendo também úteis na monitorização de doentes sépticos durante o tratamento. Quando estas alterações são induzidas por bactérias gram-negativas vivas, podem ser completamente inibidas pela inibição específica do fator de necrose tumoral ou da IL-1. A cascata de citocinas não é despoletada apenas pelo lipopolissacárido, uma vez que foram feitas observações correspondentes com bactérias gram-positivas.

Tanto as partículas virais do vírus da gripe como as do vírus sincicial respiratório podem induzir IL-1, embora o vírus sincicial respiratório induza concomitantemente um inibidor de IL-1 de elevado peso molecular. A base celular para o desenvolvimento do choque ocorre em parte devido a uma depressão da função miocárdica associada à diminuição da contratilidade, diminuição da fração de ejeção do ventrículo esquerdo e diminuição da pressão de enchimento cardíaco. Todos estes factores podem ser negativamente afectados pelo fator de necrose tumoral. Recentemente, a síntese de proteínas plasmáticas de resposta de fase aguda após a administração de lipopolissacarídeo demonstrou genes para a proteína C-reactiva, amiloide sérica A, glicoproteína α1-ácida e haptoglobina com padrões de expressão específicos de tecidos extra-hepáticos únicos no rim, baço, timo, coração, cérebro, pulmão, testículo e epidídimo. No entanto, outras proteínas da fase aguda (α1-antitripsina, transferrina, albumina, ceruloplasmina e α2-HS-glicoproteína) não apresentaram esta atividade extra-hepática. Elevações acentuadas dos níveis de IL-6 observadas em doentes agudos com choque sético foram associadas à taxa de mortalidade.

O aumento dos níveis de IL-6 foi correlacionado com o aumento da temperatura corporal, da frequência cardíaca, do lactato plasmático, de uma escala de prognóstico da gravidade da lesão e da diminuição da pressão arterial média e da contagem de plaquetas. As lesões traumáticas causadas por lesões térmicas agudas ou traumas múltiplos estão associadas à falência de órgãos e a uma profunda diminuição da capacidade de resposta imunitária. Em estudos clínicos, os níveis de IL-6 foram significativamente elevados nas horas seguintes à lesão térmica. Um aumento dos níveis de IL-6 pode também constituir um aviso de complicações iminentes do transplante de órgãos.[69]

A exposição crónica a níveis elevados de fator de necrose tumoral medeia a perda de proteínas do músculo esquelético, anorexia, perda de peso, anemia e lesões renais. A mortalidade por meningite cerebral está correlacionada com os níveis de fator de necrose tumoral detectados no soro e no líquido cefalorraquidiano. Os níveis de fator de necrose tumoral estão correlacionados com a gravidade da síndrome de dificuldade respiratória do adulto em amostras clínicas da circulação e lavagens brônquicas. A síndrome da angústia respiratória do adulto parece ser o resultado da libertação descontrolada de várias citocinas e do efeito que estas têm no neutrófilo como célula efectora e nas suas interações com o endotélio. Os mediadores pró-inflamatórios que dão origem à ativação dos neutrófilos e das células endoteliais e ao aumento da expressão dos receptores de adesão são fundamentais para a resposta séptica. É esta complexa rede de citocinas, produtos de degradação do complemento, eicosanóides, activadores plaquetários e vários outros mediadores químicos que exacerbam a resposta inflamatória normalmente controlada.

O fator de necrose tumoral tem sido implicado na patogénese da síndrome da imunodeficiência adquirida, da caquexia e da toxicidade da ativação no doente infetado pelo VIH. A caquexia e a resposta de fase aguda são manifestações comuns de inflamação e presume-se que sejam o produto do aumento da síntese e da libertação do fator de necrose tumoral, da IL-1 e da IL-6. A influência da IL-1 na caquexia e na resposta de fase aguda é mediada em parte pela IL-6, pelo que a IL-6 pode desempenhar um papel fundamental na caquexia e na resposta de fase aguda da inflamação. O fator de necrose tumoral e a IL-1 desempenham um papel fundamental na inflamação sistémica grave. A infusão de IL-1 mimetiza a inflamação sistémica observada no choque sético, incluindo hipotensão, acidose, diminuição do fluxo sanguíneo e falência de órgãos.

Foi demonstrado que o fator inibidor da leucemia é ativo na inflamação e na caquexia. Observou-se também que o fator inibidor da leucemia proporciona alguma proteção contra a toxicidade pulmonar induzida pelo oxigénio. Este efeito parece ser mediado pelo aumento da superóxido dismutase de manganês (como um reagente de fase aguda) e é reforçado pelo fator de necrose tumoral. O inibidor da tripsina secretória pancreática sérica está notavelmente elevado em associação com complicações inflamatórias e sépticas graves. O inibidor da tripsina secretória pancreática e a proteína C-reactiva estão positivamente correlacionados em doentes com várias doenças inflamatórias.

A IL-1 Ra apresentou resultados preliminares que sugerem uma capacidade de eficácia terapêutica na sépsis. Os sinais e sintomas específicos de doença estão normalmente ausentes nos doentes idosos e os testes laboratoriais normais são frequentemente inúteis ou enganadores. A infeção, uma causa comum de internamento hospitalar de pessoas idosas, pode ser particularmente difícil de diagnosticar. Uma elevação importante das concentrações séricas de proteína C reactiva e de amiloide A sérica indica uma doença grave e prevê um mau resultado em doentes idosos com infecções.

Além disso, várias citocinas, incluindo a IL-1, são produzidas pelo epitélio uterino, leucócitos infiltrados e tecidos placentários e ajudam na comunicação entre as células maternas e embrionárias. Foram detectados níveis elevados de IL-1 antes do parto normal e no parto prematuro devido a infecções intra-uterinas. Foi determinada a relevância diagnóstica da proteína C-reactiva como parâmetro de rastreio de infecções. Devido a um aumento rápido da proteína C-reactiva, todos os doentes com pneumonia bacteriana apresentaram um aumento da proteína C-reactiva no momento da hospitalização. Em doentes com doença pulmonar obstrutiva crónica ou asma e evidência clínica de infeção pelo vírus latente da imunodeficiência humana (VIH) e as manifestações de gastroenterite bacteriana, a proteína C-reactiva foi uma medida sensível da infeção. Assim, a proteína C reactiva pode ser um teste de rastreio valioso em doentes agudos. Além disso, a curta semi-vida da proteína C-reactiva torna-a um parâmetro útil para o acompanhamento de doentes com infecções sob terapêutica antibiótica.

As espécies reactivas de oxigénio (ROS) no ambiente indicam o estado de stress. Têm sido implicadas na inflamação. A elevação das ERO induz a expressão de genes que estão envolvidos em respostas inflamatórias e de fase aguda. Indica que o stress irá desencadear a RPA e a ocorrência da síntese de APPs. Por exemplo, os doentes com úlceras de pressão apresentam uma resposta inflamatória sistémica associada à diminuição dos níveis de ácido ascórbico, o que sugere que o doente pode ter uma deficiência nutricional. A deficiência nutricional é um tipo de stress in vivo e desencadeia a elevação do nível de ROS. O nível elevado de ROS in vivo, conhecido como estado de fase aguda, inclui alternâncias de APPs e está relacionado com a apoptose celular. Estes podem contribuir para o desenvolvimento de úlceras de pressão nos doentes e podem impedir o processo de cicatrização de feridas.

As infecções estão também associadas à elevação do stress oxidativo intracelular através da reação de citocinas pró-inflamatórias. Os factores bactericidas e a resposta inflamatória conferem às células um stress oxidativo que pode levar à apoptose celular. Isto significa que a APR foi desenvolvida por infecções e iniciou um aumento do stress oxidativo e possivelmente desencadeou a apoptose celular através de APPs. Por exemplo, o LCN2 pode induzir o aumento significativo de ROS intracelular num curto espaço de tempo, após a interação da proteína com as células e a supressão pelo inibidor de ROS.[2]

REACTORES DE FASE AGUDA NA INFLAMAÇÃO

Os níveis de proteínas de fase aguda aumentam durante a inflamação aguda, por exemplo, infeção bacteriana, traumatismo e tratamento cirúrgico. A proteína C-reactiva é uma proteína típica da fase aguda. A glicoproteína α1-ácida (α1 AG) contribui para a ligação da proteína a substâncias medicamentosas aniónicas e também aumenta após estimulação inflamatória

As citocinas funcionam tanto em cascata como em rede, estimulando a produção de proteínas de fase aguda. Muitas citocinas podem regular a produção de outras citocinas e de receptores de citocinas. Por exemplo, o fator de necrose tumoral α é o principal estimulador da produção de interleucina-1 em doentes com artrite reumatoide, a interleucina-1 β pode aumentar ou diminuir a expressão dos seus próprios receptores, a resposta da interleucina-6 à injeção de terebintina em ratos requer interleucina-1 β e a interleucina-6 inibe a expressão do fator de necrose tumoral α. Além disso, as citocinas são componentes de uma rede de sinalização grande e complexa. Muito provavelmente, as células raramente são expostas a apenas uma única citocina. Em vez disso, combinações de mediadores transmitem informações biologicamente relevantes. Os efeitos das citocinas nas células-alvo podem ser inibidos ou reforçados por outras citocinas, por hormonas e por antagonistas dos receptores de citocinas e receptores circulantes. Verificou-se que as combinações de citocinas têm efeitos aditivos, inibitórios ou sinérgicos. Assim, a indução da proteína C-reactiva e da amiloide sérica A em alguns modelos requer tanto a interleucina-6 como a interleucina-1 ou o fator de necrose tumoral α, e a indução do fibrinogénio pela interleucina-6 é inibida pela interleucina-1, pelo fator de necrose tumoral α e pelo fator de crescimento transformador beta. A interleucina-6 aumenta o efeito da interleucina-1β na indução da expressão do antagonista do recetor da interleucina-1, e a interleucina-4 inibe a indução de algumas proteínas da fase aguda por outras citocinas.

As moléculas solúveis dos receptores α da interleucina-6 aumentam os efeitos do ligando, enquanto outros receptores solúveis, como os do fator de necrose tumoral α e da interleucina-1, são inibitórios. Os glicocorticóides geralmente aumentam os efeitos estimuladores das citocinas sobre a produção de proteínas de fase aguda, enquanto a insulina diminui seus efeitos sobre a produção de algumas proteínas de fase aguda.

A expressão dos genes das proteínas da fase aguda é regulada principalmente a nível transcricional, mas também participam mecanismos pós-transcricionais. As alterações pós-tradução na glicosilação das proteínas plasmáticas durante os estados inflamatórios incluem alterações na ramificação dos oligossacáridos, aumento da sialilação da orosomucoide e diminuição da galactosilação da IgG. As alterações na ramificação dos oligossacáridos são induzidas por citocinas associadas à inflamação, independentemente dos seus efeitos na produção de proteínas de fase aguda. Finalmente, a eficiência da secreção da proteína C-reactiva, um processo distinto da sua síntese, é grandemente aumentada durante a resposta da fase aguda.[5]

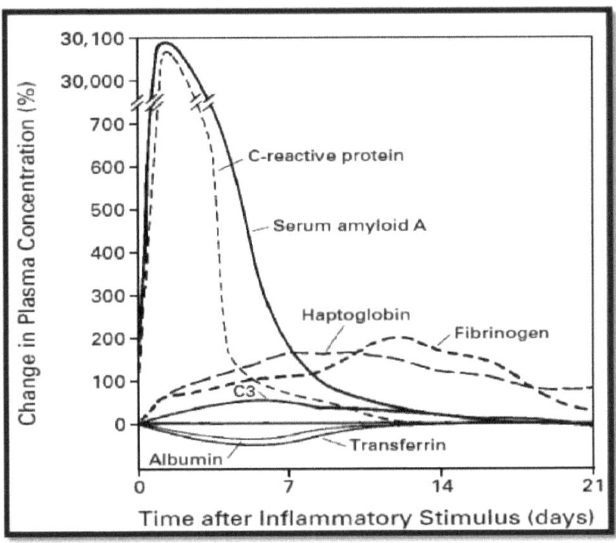

Figura 9: Padrões caraterísticos de alteração das concentrações plasmáticas de algumas proteínas de fase aguda após um estímulo inflamatório moderado [51]

A febre é representativa das alterações neuroendócrinas que caracterizam a resposta à fase aguda. Embora várias citocinas possam induzir febre, a interleucina 6 produzida no tronco cerebral é necessária para as etapas finais que levam à febre. Outras alterações neuroendócrinas reflectem interações complexas entre as citocinas, o eixo hipotálamo-hipófise-adrenal e outros componentes do sistema neuroendócrino. Por exemplo, as citocinas associadas à inflamação estimulam a produção da hormona libertadora de corticotropina, com a consequente estimulação da produção de corticotropina e cortisol, e também estimulam diretamente a glândula suprarrenal. A estimulação da produção de arginina vasopressina pela interleucina-6 é a causa da hiponatremia que ocorre em algumas doenças inflamatórias.

As alterações comportamentais que acompanham frequentemente a inflamação, incluindo a anorexia, a sonolência e a letargia, são igualmente induzidas por citocinas. Os mecanismos neurais também têm sido implicados na anorexia, tal como acontece com a febre, os aferentes vagais são necessários para a indução de anorexia após a injeção intraperitoneal de interleucina-1 beta e lipopolissacárido. O aumento das concentrações plasmáticas de lectinas ocorre na inflamação, provavelmente em resposta à estimulação dos adipócitos por citocinas, e pode também contribuir para a anorexia.

Um estudo transversal da doença de Crohn mostrou que os reagentes de fase aguda (incluindo a proteína C-reactiva e a haptoglobina) se alteraram em paralelo com a atividade da doença; no entanto, os aumentos não precederam a atividade da doença. Tanto na doença de Crohn como na colite ulcerosa, as células activadas produzem vários mediadores inflamatórios que podem ser medidos em concentrações aumentadas, em particular quando a doença inflamatória intestinal está ativa. A reação inflamatória prolongada e aumentada observada na doença inflamatória intestinal pode ser causada por um desequilíbrio de mediadores pró e anti-inflamatórios.

No entanto, muitos mediadores inflamatórios não estão apenas envolvidos na regulação imunitária da inflamação intestinal, mas contribuem para ou causam muitas reacções sistémicas na doença inflamatória intestinal [tais como febre, hiperalbuminemia e aumento da produção da resposta de fase aguda (proteína C-reactiva e amiloide sérica A)]. As medições da IL-6 circulante e da amiloide sérica A revelaram-se mais úteis para a monitorização clínica da atividade da doença de Crohn e da colite ulcerosa. A IL-6 estava estreitamente ligada à proteína C-reactiva e à amiloide sérica A, e a IL-6 é provavelmente o principal fator de citocina responsável pela indução hepática de proteínas de fase aguda na doença de Crohn .2

As citocinas associadas à inflamação têm sido implicadas na patogénese da anemia na doença crónica; exemplos do seu envolvimento incluem a diminuição da capacidade de resposta dos precursores de eritrócitos à eritropoietina, a diminuição da produção de eritropoietina e a mobilização deficiente de ferro dos macrófagos. A hipoferremia resulta, em grande parte, do sequestro de ferro nos macrófagos pela apoferritina produzida em resposta às citocinas associadas à inflamação, a interleucina-4 e a interleucina-13. A trombocitose da inflamação parece ser causada pela interleucina-6. Finalmente, a caquexia, a perda de massa corporal que ocorre na doença inflamatória crónica grave, resulta da diminuição do músculo esquelético, do tecido adiposo e da massa óssea. A interleucina-1 β, a interleucina-6, o fator de necrose tumoral α e o interferão δ contribuem todos para estes processos. As citocinas associadas à inflamação também alteram muitos constituintes hepáticos intracelulares, incluindo a óxido nítrico sintase induzível, a superóxido dismutase de manganês e a heme oxigenase microssomal. A interleucina-6 aumenta a produção da proteína de ligação a metais metalotioneína, com consequente aumento da ligação ao zinco e hipozincemia. A interleucina-1 beta e o fator de necrose tumoral α diminuem a expressão dos receptores da hormona de crescimento nos hepatócitos, com a consequente diminuição da capacidade de resposta à hormona de crescimento e baixas concentrações plasmáticas do fator de crescimento semelhante à insulina I.

Tanto a anemia como a hipoalbuminemia por inflamação são comuns em pacientes hospitalizados. A estimativa de outras alterações nas proteínas de fase aguda, apesar da falta de especificidade diagnóstica, é útil para os clínicos porque tais alterações reflectem a presença e a intensidade de um processo inflamatório. Assim, a dosagem da <u>proteína C reactiva plasmática ou sérica pode ajudar a diferenciar</u> estados inflamatórios <u>de</u> estados não inflamatórios e é útil na gestão da doença do doente, uma vez que a concentração reflecte muitas vezes a resposta e a necessidade de intervenção terapêutica. Finalmente, em algumas doenças, como a artrite reumatoide, as medições seriadas da proteína C reactiva têm valor prognóstico. As concentrações séricas de amiloide A são normalmente paralelas às da proteína C-reactiva, embora alguns estudos indiquem que a amiloide A sérica é um marcador mais sensível da doença inflamatória. Atualmente, os ensaios para a amiloide A sérica não estão amplamente disponíveis.[51]

A deposição de fibrilhas amilóides derivadas da proteína sérica amiloide A (SAA), reagente de fase aguda circulante, causa a amiloidose sistémica AA, uma complicação grave de muitas doenças inflamatórias crónicas. Foi demonstrado bioquimicamente que a amiloidose AA resulta da acumulação anormal de proteínas, que se depositam como fibrilhas insolúveis no tecido extracelular, levando à perturbação do seu funcionamento normal. função.[52]

Atualmente, os indicadores mais utilizados da resposta das proteínas de fase aguda são a velocidade de sedimentação dos eritrócitos e a concentração plasmática de proteína C-reactiva. A velocidade a que os eritrócitos caem no plasma, ou seja, a velocidade de sedimentação dos eritrócitos, depende em grande parte da concentração plasmática de fibrinogénio. O lúpus eritematoso sistémico é uma exceção à generalização de que as concentrações de proteína C-reactiva se correlacionam com a extensão e a gravidade da inflamação. Muitos doentes com lúpus eritematoso sistémico ativo não têm concentrações plasmáticas elevadas de proteína C-reactiva (ou amiloide A sérica), mas têm aumentos acentuados durante a infeção bacteriana.[53]

REACTORES DE FASE AGUDA NA GENGIVITE

A gengiva é uma parte da mucosa oral que cobre a parte do osso alveolar que contém o dente e o colo cervical do dente. Durante condições patológicas, como a inflamação, os tecidos conjuntivos periodontais, incluindo a gengiva, sofrem muitas alterações. A resposta inflamatória é caracterizada principalmente por quatro fases sucessivas:

1. Fase silenciosa, em que as células sintetizam e libertam os primeiros mediadores pró-inflamatórios

2. Fase vascular, caracterizada por um aumento da permeabilidade vascular e dilatação

3. Fase celular, caracterizada pela infiltração de células inflamatórias no local da lesão

4. Resolução da resposta inflamatória

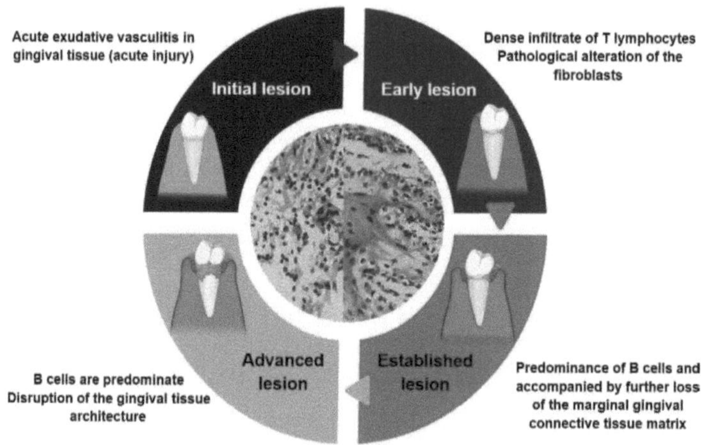

FIGURA 10: LESÕES HISTOPATOLÓGICAS DA PATOGÉNESE PERIODONTAL. LESÕES INICIAIS, PRECOCES, ESTABELECIDAS E AVANÇADAS DO DESENVOLVIMENTO DA GENGIVITE

TABELA 4: ESTÁGIOS DA GENGIVITE[112]

Stage	Time (Days)	Blood Vessels	Junctional and Sulcular Epithelia	Predominant Immune Cells	Collagen	Clinical Findings
I. Initial lesion	2 to 4	Vascular dilation Vasculitis	Infiltration by PMNs	PMNs	Perivascular loss	Gingival fluid flow
II. Early lesion	4 to 7	Vascular proliferation	Same as stage I Rete pegs Atrophic areas	Lymphocytes	Increased loss around infiltrate	Erythema Bleeding on probing
III. Established lesion	14 to 21	Same as stage II, plus blood stasis	Same as stage II but more advanced	Plasma cells	Continued loss	Changes in color, size, texture, and so on

PMNs, Polymorphonuclear leukocytes (neutrophils)

O sobrecrescimento gengival clinicamente detectado é uma das alterações que ocorrem na periodontite crónica. É causado por uma variedade de factores etiológicos e é exacerbado pela acumulação local de biofilme bacteriano, porque os produtos do periodontopatógeno actuam nos tecidos gengivais activando eventos celulares que induzem a alteração da homeostase do tecido conjuntivo e a destruição do osso alveolar.[27]

A investigação demonstrou que existe uma relação entre as proteínas de fase aguda e a gengivite. Estudos demonstraram que os indivíduos com gengivite têm níveis elevados de determinadas proteínas de fase aguda, como a PCR e a SAA, no sangue. Isto sugere que a gengivite desencadeia uma resposta inflamatória no corpo, levando a um aumento da produção de proteínas de fase aguda.

Níveis elevados de proteínas de fase aguda em indivíduos com gengivite podem indicar inflamação sistémica, o que pode contribuir potencialmente para o desenvolvimento ou exacerbação de outras condições inflamatórias, como as doenças cardiovasculares. Por conseguinte, a monitorização dos níveis de proteínas de fase aguda pode fornecer informações valiosas não só sobre o estado da gengivite, mas também sobre a saúde inflamatória geral.

REACTORES DE FASE AGUDA NA PERIODONTITE

Ao longo da história da humanidade, tem havido a crença de que as doenças que afectam a boca, como a doença periodontal, podem ter um efeito no resto do corpo. Muitos investigadores, desde o início dos anos 90, sugeriram que a periodontite pode constituir um risco para determinadas condições sistémicas, tais como doenças cardiovasculares, resultados adversos na gravidez, diabetes mellitus e doenças pulmonares.[109] A periodontite é uma doença inflamatória destrutiva dos tecidos de suporte dos dentes. Esta condição é causada por uma infeção crónica e mista de bactérias Gram-negativas, tais como *Porphyromonas gingivalis, Prevotella intermedia, Tannerella forsythensis* e *Aggregatibacter actinomycetemcomitans,* e bactérias Gram-positivas, tais como *Peptostreptococcus micros* e *Streptococcus intermedius.* O hospedeiro responde às infecções periodontais com uma série de eventos que envolvem tanto a imunidade inata como a adaptativa.[48] Existem provas na literatura de que a periodontite e as doenças das artérias coronárias estão ligadas por factores inflamatórios, incluindo proteínas de fase aguda. Assim, estas proteínas de resposta de fase aguda podem ser úteis como biomarcadores da contribuição da periodontite para a doença sistémica.[109]

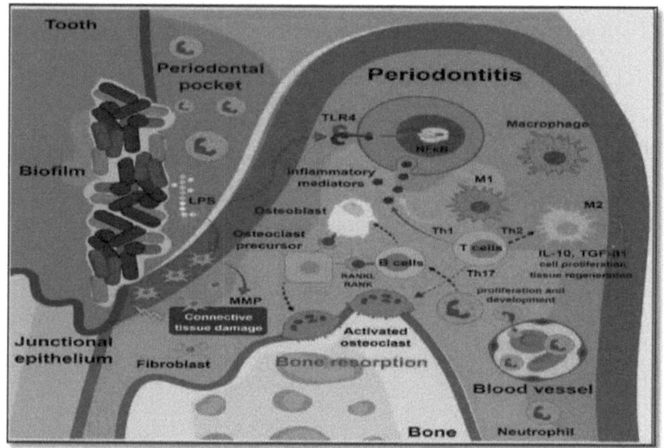

FIGURA 11: RESPOSTA IMUNITÁRIA INATA E ADAPTATIVA DURANTE A DOENÇA PERIODONTAL

A capacidade de utilizar os níveis de reactivos de fase aguda como medida de processos infecciosos ou doenças inflamatórias tem um apoio substancial. A variação circadiana das temperaturas é notada. Os mediadores da febre são também reguladores da resposta de fase aguda e estão associados à estimulação do sistema neuroendócrino, pelo que os componentes da resposta de fase aguda têm ritmicidade circadiana.[94]

As citocinas e mediadores pró-inflamatórios estão significativamente elevados, com inflamação gengival durante a fase destrutiva do periodonto. Os achados clínicos na periodontite têm enfatizado a natureza local da inflamação e da destruição dos tecidos na cavidade oral. Assim, a consequência destas reacções inflamatórias gengivais localizadas tem sido a identificação de níveis elevados de várias proteínas de fase aguda no

FGC, como a PCR, a α1-macroglobulina e a α1-anti-tripsina. Os níveis de PCR alteraram-se devido à interação entre o hospedeiro e as bactérias na área crevicular, o que contribui para a defesa do hospedeiro.[48]

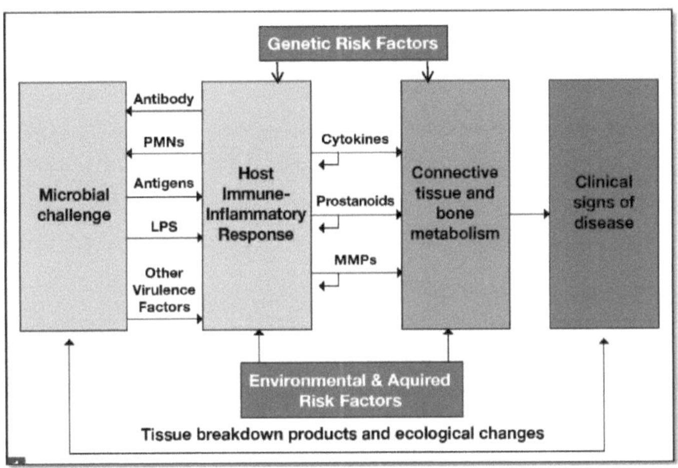

GRÁFICO DE FLUXO 4: PATOGENESE DA DOENÇA PERIODONTAL (Kornman et al. 1997)[112]

As "citocinas" desempenham um papel importante nos sintomas clínicos e na destruição dos tecidos associada à progressão da periodontite e provocam uma resposta sistémica de fase aguda. **Baumann H, num** relatório **de 1994**, afirmou que muitas destas citocinas são derivadas de macrófagos activados e podem atuar local ou distalmente para amplificar a produção de citocinas de outros tipos de células, tais como fibroblastos e células endoteliais, que depois emergem dos tecidos locais e provocam uma resposta sistémica de fase aguda (IL-1α, IL1β elevada).[108]

Os reagentes de fase aguda que recebem mais atenção são a proteína C-reactiva (PCR), o ativador do plasminogénio 1 e o fibrinogénio. Tem sido postulado que o aumento do nível de PCR como resultado da inflamação periodontal poderia fornecer uma explicação para a relação relatada entre periodontite e doença coronária. Nos últimos anos, tornou-se evidente que a PCR é um marcador circulatório sensível da inflamação. A aterosclerose, embora seja uma doença multifatorial, a inflamação também desempenha um papel importante na sua patogénese. Assim, o aumento do nível de PCR como resultado da inflamação periodontal poderia fornecer uma explicação para a relação relatada entre a periodontite e a doença coronária.

Atualmente, existem vários relatórios que indicam que a bacteriemia também pode ocorrer frequentemente em doentes com periodontite. O hospedeiro responde à bacteriemia de curta duração e ao despejo sistémico de citocinas de lesões de periodontite crónica não tratadas de uma forma semelhante à de outras infecções crónicas ou processos inflamatórios. Por exemplo, níveis elevados de IL-6, conhecidos por induzir os hepatócitos a produzir CRP e outras proteínas de fase aguda e mediadores pró-coagulantes, também foram relatados em pacientes com periodontite. Assim, não é surpreendente notar que foram observadas alterações nos componentes celulares e moleculares do sangue periférico na periodontite.

A PCR, durante o seu papel no processo inflamatório, liga-se à superfície dos agentes patogénicos e opsoniza-os para absorção pelos fagócitos. A PCR pode também ativar a cascata clássica do complemento, ligando-se ao fator "q" do fator 1 do complemento (C1q). Outra função pró-inflamatória da PCR inclui a indução de citocinas e fator tecidular nos monócitos. Por conseguinte, actua como anti-inflamatório ao diminuir a migração dos neutrófilos para o local da inflamação, ao impedir a adesão dos neutrófilos às células endoteliais e ao afetar a eliminação dos antigénios nucleares libertados pelas células apoptóticas ou necróticas. Para além das infecções, da inflamação e do traumatismo, os factores associados ao aumento dos níveis de PCR incluem a obesidade, o tabagismo, o uso de hormonas, a síndrome metabólica e as doenças cardiovasculares. O consumo moderado de álcool, o aumento da atividade física e a utilização de medicamentos estão associados a níveis reduzidos de PCR.

É necessário sublinhar que a PCR é um marcador não específico da resposta de fase aguda. Ou seja, muitos estímulos potenciais, incluindo infecções crónicas desconhecidas e/ou condições inflamatórias, tabagismo, obesidade e traumatismo, podem também ser responsáveis por um ligeiro aumento da PCR.

A literatura recente identifica a adiposidade como um fator-chave na inflamação crónica de baixo grau. Um índice de massa corporal mais elevado está associado a uma concentração elevada de PCR em homens e mulheres adultos. Assim, as mulheres com excesso de peso podem ter maior probabilidade de sofrer de inflamação crónica e níveis elevados de PCR.[50]

A técnica de imunodotecção direta e indireta pode ser utilizada para quantificar a resposta de fase aguda nos GCF de locais de doença e de saúde. **Sibraa et al. 1991** verificaram que:

> → Foram avaliadas as quantidades de α 2 macroglobulina e PCR.
>
> → Diminuição do nível de α 2 - macroglobulina na periodontite.
>
> → Não se regista qualquer alteração na PCR em locais doentes e saudáveis.

Enwonwu et al 1995, em resposta aos agentes patogénicos periodontais, os neutrófilos libertam oxidantes, proteinase e outros factores de destruição dos tecidos. O equilíbrio entre estes factores e os antioxidantes endogenamente produzidos anti-proteinase. As proteínas de fase aguda determinam a extensão dos danos periodontais. Uma vez que a resposta de fase aguda desempenha um papel central na promoção da cicatrização, a periodontite, enquanto problema de cicatrização de feridas, seria diretamente afetada.[3]

À medida que a periodontite se instala nos doentes, verificam-se alterações nos mediadores inflamatórios locais do hospedeiro, o início de uma resposta específica localizada do hospedeiro e, finalmente, uma resposta de anticorpos séricos às bactérias observada, potencialmente resultante do acesso transitório das bactérias orais à circulação. Relatos de doentes individuais e de pequenos grupos têm sugerido que os doentes com doença mais grave podem refletir alterações sistémicas associadas ao stress e à infeção bacteriana. Os resultados deste estudo mostraram um aumento da proteína AP em pacientes com periodontite adulta.

→ Mais níveis em doentes com doença grave.

→ Assim, este tipo de doentes representa o subconjunto de indivíduos com maior risco de doença extensa e rápida.

→ Fornece um modelo para avaliar a resposta da fase aguda à suscetibilidade ou resistência à doença. Assim, os resultados sugerem que existe uma maior carga de infeção ou respostas inflamatórias elevadas neste subgrupo da população com periodontite adulta, resultando num aumento do nível de proteínas de fase aguda.

→ As alterações quantitativas ou qualitativas conferem uma maior probabilidade de manifestação sistémica desta infeção localizada.

Para além disso, este subgrupo de doentes pode ter variações relacionadas com o hospedeiro que contribuem para a suscetibilidade ou resistência à progressão da periodontite. Assim, a medição das proteínas de fase aguda no soro pode ajudar a identificar um subconjunto de doentes com maior risco de doença destrutiva.

A medição das proteínas de fase aguda pode constituir uma ferramenta valiosa para identificar alterações na saúde periodontal dos pacientes, particularmente no subconjunto de alto risco dos pacientes com periodontite. A formação de radicais livres altamente reactivos e tóxicos, capazes de uma existência independente que contém um ou mais electrões não emparelhados, numa célula é considerada uma parte normal dos processos metabólicos da célula. Uma vez que todas as células eucarióticas que vivem num ambiente de oxigénio devem ser capazes de neutralizar os efeitos destes radicais livres, desenvolveram sistemas metabólicos que as protegem contra a atividade destas moléculas. O mais notável destes mecanismos de proteção é a formação de antioxidantes (substâncias que, quando presentes em baixas concentrações, em comparação com as de um substrato oxidável, retardam ou inibem significativamente a oxidação desse substrato), incluindo a superóxido dismutase, a glutationa peroxidase, a glutationa, a glutationa redutase, a ceruloplasmina, a transferrina, o α-tocoferol (vitamina E), o β-caroteno (vitamina A), o ácido ascórbico (vitamina C), a catalase, o ácido úrico e a peroxidase. As vitaminas e provitaminas são excelentes fontes de antioxidantes, e a sua inclusão numa dieta normal proporciona habitualmente alguma proteção contra os efeitos oxidativos.

Estudos recentes também indicaram uma ligação mais estreita entre a periodontite e as manifestações sistémicas desta infeção e inflamação crónicas. Assim, a resposta de fase aguda pode ser útil como biomarcador da contribuição da periodontite para a doença sistémica, bem como fornecer uma potencial ligação mecanicista entre as manifestações locais e sistémicas da periodontite. Os resultados de estudos em animais demonstraram a capacidade de várias citocinas relacionadas com a resposta de fase aguda (como o fator de necrose tumoral, IL-1, IL-6, etc.) para alterar significativamente o metabolismo dos triglicéridos e do colesterol no soro.

A deteção de reagentes de fase aguda no soro de pacientes com periodontite sugere que os materiais nocivos da cavidade oral podem ter a capacidade de desafiar vários tecidos e sistemas de órgãos, para além do fígado. As infecções subclínicas com vários agentes patogénicos periodontais induziram crias com baixo peso à nascença e o baixo peso à nascença pareceu estar associado a aumentos da prostaglandina E2 intra-amniótica e do fator de necrose tumoral α.

Vários estudos sobre os reagentes de fase aguda na periodontite centraram-se em doentes com periodontite crónica. Os ensaios recentes indicaram que o tratamento das infecções periodontais, quer através de terapia mecânica intensiva quer através de terapia medicamentosa, pode reduzir significativamente os níveis séricos das proteínas de fase aguda.

REACTORES DE FASE AGUDA E STRESS

As espécies reactivas de oxigénio (ROS) no ambiente indicam o estado de stress. Têm sido implicadas na inflamação. A elevação das ERO induz a expressão de genes que estão envolvidos em respostas inflamatórias e de fase aguda. Indica que o stress irá desencadear a RPA e a ocorrência da síntese de APPs. Por exemplo, os doentes com úlceras de pressão apresentam uma resposta inflamatória sistémica associada à diminuição dos níveis de ácido ascórbico, o que sugere que o doente pode ter uma deficiência nutricional. A deficiência nutricional é um tipo de stress in vivo e desencadeia a elevação do nível de ROS. O nível elevado de ROS in vivo, conhecido como estado de fase aguda, inclui alternâncias de APPs e está relacionado com a apoptose celular. Estes podem contribuir para o desenvolvimento de úlceras de pressão nos doentes e podem impedir o processo de cicatrização de feridas.

As infecções estão também associadas à elevação do stress oxidativo intracelular através da reação de citocinas pró-inflamatórias. Os factores bactericidas e a resposta inflamatória conferem às células um stress oxidativo que pode levar à apoptose celular. Isto significa que a RPA foi desenvolvida por infecções e iniciou um aumento do stress oxidativo e, possivelmente, desencadeou a apoptose celular através das APPs.[70]

Cowland et al. (2009) demonstraram que, durante a inflamação pulmonar, a síntese da proteína humana LCN2 (também designada por Lipocalina Associada à Gelatinase Neutrofílica; NGAL ou proteína humana 24p3) aumenta nas células epiteliais brônquicas, pelo que foi considerada um marcador da atividade da doença. Tudo isto implica que a proteína LCN2 se correlaciona com o stress ambiental e os danos nos tecidos. Nas células em cultura, o aumento da proteína LCN2 é observado em resposta à estimulação com glucocorticóides e também noutras condições, como a privação de soro[70] . A elevação do nível de glucocorticóides na circulação durante o stress pode desencadear uma elevada expressão da proteína LCN2 nestas condições de stress e exercer um controlo autócrino durante o stress, desempenhando assim um papel na morte celular[71] . Ao longo dos anos, as ERO têm sido vistas como um perigo biológico, causando danos oxidativos aos componentes celulares e conduzindo ao cancro, à degeneração celular e a perturbações relacionadas com o envelhecimento.

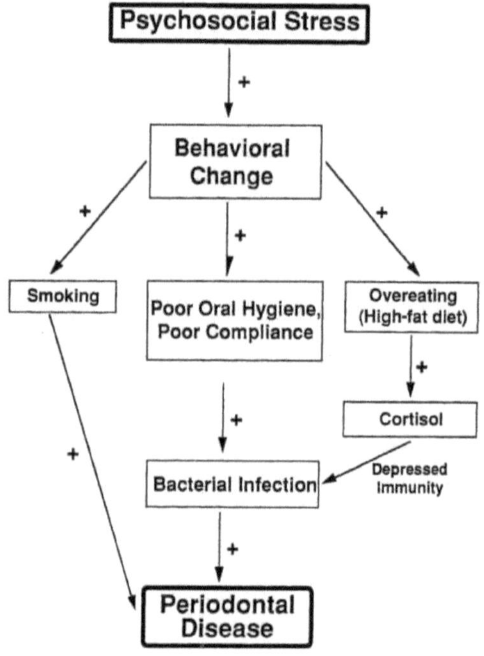

GRÁFICO 5: STRESS PSICOSSOCIAL E SEU EFEITO SOBRE O COMPORTAMENTO MANIFESTADO POR ALTERAÇÕES NA DOENÇA PERIODONTAL (Genco et al. 1998).[114]

As APPs podem iniciar o crescimento celular aberrante em condições de stress. Foram administradas IL-1α e IL-1β a doentes com cancro para avaliar as alterações da função endócrina. A proteína C-reativa foi elevada em 6 dias e desapareceu após o tratamento. Estas citocinas provocaram numerosas alterações nos parâmetros endócrinos e pareceram influenciar a atividade de múltiplas funções endócrinas homeostáticas, incluindo aumentos do cortisol, da hormona do crescimento, da prolactina e da hormona estimulante da tiroide, bem como uma diminuição dos níveis da hormona folículo-estimulante e da hormona luteinizante. Além disso, as células neurais respondem às citocinas estimuladoras da resposta à fase aguda, o fator inibidor da leucemia e o fator neurotrófico ciliar, de forma semelhante, e regulam positivamente o mesmo conjunto de proteínas celulares. Em termos funcionais, o fator inibidor da leucemia e o fator neurotrófico ciliar promovem a transição noradrenérgica para colinérgica nos neurónios simpáticos em cultura e afectam a sobrevivência ou a diferenciação dos neurónios motores e sensoriais.[2]

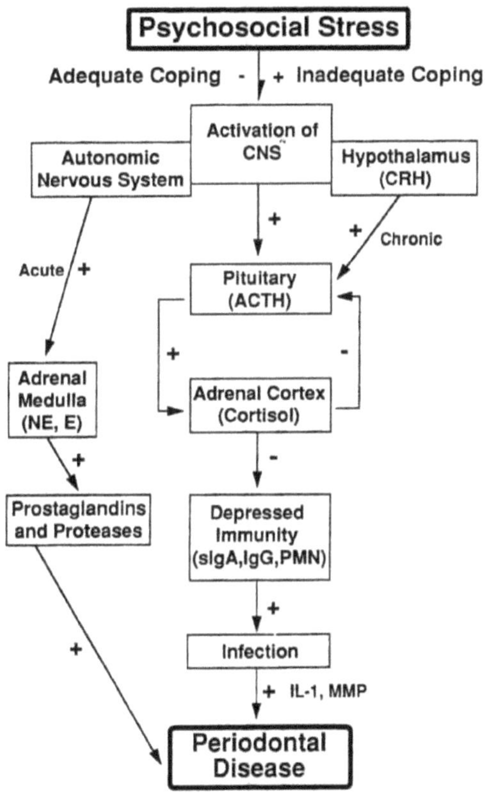

GRÁFICO 6: MODELO FISIOLÓGICO DOS EFEITOS DO ESTRESSE NA DOENÇA PERIODONTAL (Genco et al. 1998)[114]

O stress relacionado com as perturbações mentais tem sido associado a

93

uma diminuição da função imunitária. O estado do sistema imunitário na depressão major também demonstrou que o episódio agudo de depressão pode ser acompanhado por uma resposta imunitária sistémica que se expressa por um aumento dos níveis plasmáticos de proteínas positivas da fase aguda, como a proteína C-reactiva, a haptoglobina, a α1-glicoproteína ácida, a α1-antiquimotripsina, a α1-antitripsina e a hemopexina, bem como factores do complemento e imunoglobulinas, e por uma diminuição dos níveis plasmáticos de proteínas negativas da fase aguda, como a albumina e a transferrina. Pensa-se que a resposta da fase aguda na depressão está relacionada com o aumento da produção de IL-1 e IL-6. Assim, a depressão major pode ser acompanhada por concentrações mais elevadas de proteínas de fase aguda positivas e baixas concentrações de proteínas de fase aguda negativas. O aumento da haptoglobina é a alteração mais proeminente e está positivamente correlacionado com a produção de IL-6. Para além das respostas das proteínas de fase aguda que foram relatadas na depressão major, os doentes esquizofrénicos apresentavam haptoglobina, fibrinogénio, C3, C4, glicoproteína α1-ácida e hemopexina plasmáticas significativamente mais elevadas; os indivíduos maníacos apresentavam haptoglobina, fibrinogénio, glicoproteína a1-ácida e hemopexina plasmáticas significativamente mais elevadas do que os indivíduos normais. Os antidepressivos, os antipsicóticos e o lítio provocaram todos uma diminuição das proteínas de fase aguda.[72]

REACTORES DE FASE AGUDA ASSOCIADOS A DOENÇAS SISTÉMICAS

1. Reactores de fase aguda nas doenças cardiovasculares

A primeira manifestação clínica da doença cardiovascular surge frequentemente na fase de aterosclerose bem avançada. No entanto, a deterioração funcional e morfológica da parede arterial ocorre durante uma fase subclínica (silenciosa) presumivelmente longa, que normalmente demora mais de décadas. Dado que o potencial máximo de prevenção e reversibilidade da aterosclerose seria esperado através da intervenção numa fase precoce da doença, para além da identificação dos factores de risco da aterosclerose, a deteção de alterações morfológicas e funcionais precoces da parede arterial é da maior importância para a prevenção da progressão da aterosclerose e dos eventos cardiovasculares (CV).[56]

Os sinais primários que induzem a síntese de citocinas de fase aguda na necrose tecidular asséptica, como no enfarte do miocárdio, permanecem pouco conhecidos, embora se tenha verificado que o stress hipóxico induz diretamente a IL-6 nos miócitos e nas células vasculares. O fibrinogénio representa um importante fator de risco cardiovascular. Uma vez que o fibrinogénio representa uma proteína de fase aguda, a sua associação com a aterosclerose pode estar ligada a uma infeção ou inflamação de outros tecidos. Além disso, poderia estar ligado mais diretamente à atividade inflamatória na aterosclerose. A síntese hepática de fibrinogénio, bem como de outras proteínas de fase aguda, incluindo a proteína C-reactiva, a amiloide sérica A, a haptoglobina e a ceruloplasmina, é regulada pela IL-6, enquanto que outras proteínas de fase aguda são aumentadas pela IL-1.[2] A IL-1 desempenha um papel inicial na ativação da resposta inflamatória aguda e as elevações da proteína de fase aguda, o fibrinogénio, durante as fases tardias do enfarte do miocárdio podem dever-se ao desaparecimento da IL-1 ou à indução tardia de IL-6 por necrose tecidular.[57] Para além do aumento dos níveis plasmáticos de fibrinogénio, a resposta de fase aguda é geralmente acompanhada por um aumento da produção do fator de von Willebrand e do fator VIII de coagulação.

Como a aterosclerose é reconhecida como uma doença inflamatória crónica, em doentes com o processo aterosclerótico, é de esperar um aumento dos níveis de marcadores inflamatórios sistémicos. Os níveis elevados de vários mediadores inflamatórios demonstraram ter um valor preditivo para futuros eventos vasculares[58] . Em particular, estudos epidemiológicos prospectivos encontraram um aumento do risco vascular em associação com níveis basais aumentados de citocinas como a IL-6 e o TNF α, moléculas de adesão celular como a ICAM-1 solúvel, a selectina P-selectina E e reagentes de fase aguda a jusante, como a proteína C reactiva de alta sensibilidade (hsCRP), o fibrinogénio e a amiloide sérica A.

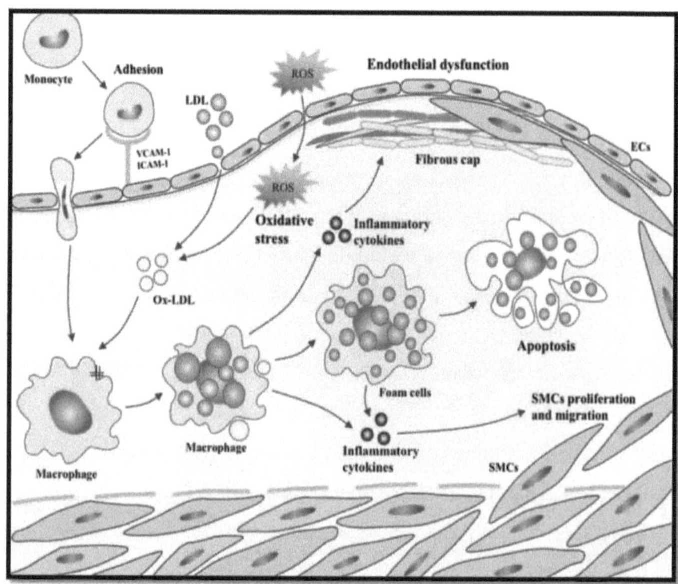

FIGURA 12: PROCESSO INFLAMATÓRIO E MEDIADORES LIBERTADOS DURANTE A INFLAMAÇÃO

Para fins clínicos, o biomarcador inflamatório mais promissor parece ser a hsCRP, um marcador clássico de fase aguda. Para além de proporcionar uma integração a jusante da ativação global de citocinas, a hsCRP tem vários efeitos diretos que podem afetar a progressão da doença vascular. Estes incluem a capacidade de se ligar e ativar o complemento, induzir a expressão de várias moléculas de adesão celular, bem como o fator tecidular, mediar a captação de LDL pelos macrófagos endoteliais, induzir o recrutamento de monócitos para a parede arterial e aumentar a produção da proteína quimiotáctica de monócitos 1 (MCP-1). 6[5]

Os níveis de lipoproteínas de alta densidade diminuem durante a resposta da fase aguda. Foi sugerido que a hipertrigliceridemia, o enriquecimento em triglicéridos da lipoproteína de alta densidade e a dissociação da apolipoproteína A-I das partículas, possivelmente por deslocação da apo A-I pela amiloide sérica A, são factores importantes no declínio da lipoproteína de alta densidade durante a resposta de fase aguda. A IL-6, a proteína C-reactiva e a α1-antitripsina atingem níveis máximos 1-2 dias, 3 dias e 4-5 dias após episódios de enfarte agudo do miocárdio.

A lipoproteína A, uma partícula aterogénica que se assemelha estruturalmente a uma lipoproteína de baixa densidade, contém uma segunda apolipoproteína, apo a, que está ligada à apolipoproteína B-100 da lipoproteína de baixa densidade por uma ligação dissulfureto. Concentrações elevadas de lipoproteína A estão associadas a um risco acrescido de doença coronária. Se a lipoproteína A é um reagente de fase aguda, é de esperar que as concentrações séricas de lipoproteína A em doentes com resposta de fase aguda estejam aumentadas e possam confundir a análise de risco. A lipoproteína A foi significativamente mais elevada nos doentes com resposta de fase aguda, incluindo os doentes com infecções, doentes pós-operatórios, tumores e outras doenças sistémicas.[59] O tempo de pico da síntese do reagente de fase aguda, a lipoproteína a, após o enfarte agudo do miocárdio foi retardado. Os achados imunohistoquímicos sugerem que a lipoproteína a pode desempenhar um papel importante como reagente de fase aguda na reparação de lesões tecidulares, especialmente no processo de angiogénese.

Finalmente, uma disfunção do sistema imunitário tem sido implicada na causa da hipertensão essencial. A IL-1β tem sido fortemente associada à patogénese da ateromatose e a IL-Iβ está elevada em doentes hipertensos, bem como naqueles com hipertensão essencial versus hipercolestrol familiar. Além disso, observações recentes sugerem que a adiponectina e o fator de necrose tumoral α suprimem a produção um do outro. Como se sugere que a doença periodontal actua como um fator de risco para a aterosclerose, um estudo examinou os efeitos do tratamento periodontal antimicrobiano nos níveis de PCR, adiponectina e TNF-α. O tratamento periodontal é eficaz na redução da PCR e do TNF-α, enquanto a adiponectina não parece ser influenciada pelo tratamento periodontal. Os níveis elevados de CRP e TNF-α podem estar associados a um risco acrescido de desenvolvimento futuro de aterosclerose em doentes com periodontite .[60]

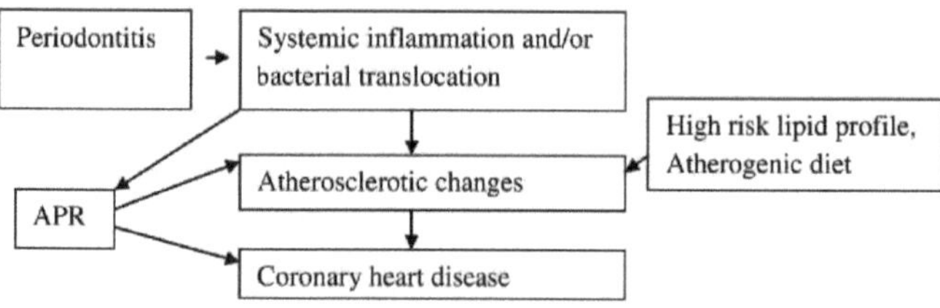

FLUXOGRAMA 7: RELAÇÃO DA PERIODONTITE COM DOENÇAS CARDIOVASCULARES E PROTEÍNAS DE FASE AGUDA.

2. Reactores de fase aguda na diabetes

A diabetes mellitus dependente de insulina é uma doença autoimune que afecta o pâncreas. Na diabetes insulino-dependente, as células b produtoras de insulina dos ilhéus de Langerhans são gradualmente destruídas, resultando em insuficiência de insulina. A IL-1 tem sido implicada na lesão das células b pancreáticas em doentes com diabetes insulino-dependente. A incubação prolongada com IL-1 é citotóxica para as células β e para as ilhotas intactas. A toxicidade parece ser mediada pela indução da óxido nítrico sintase.[8] Juntamente com a IL-1 e o óxido nítrico, o fator de necrose tumoral tem sido implicado no desenvolvimento da citotoxicidade das ilhotas dependente de macrófagos na insulinite e na diabetes. Verificou-se que a IL-1Ra previne a diminuição do teor e da libertação de insulina induzida pela IL-1 em células de ilhéus cultivadas in vitro.[2]

Foi demonstrado que os níveis circulantes de PCR estão consistentemente aumentados em doentes com diabetes tipo 2. As inflamações de baixo grau associadas à diabetes e às suas complicações podem ser mediadas em parte pelos AGEs. Muitos dos efeitos biológicos dos AGEs, incluindo a sua ação pró-inflamatória, são dependentes dos receptores, tendo sido identificados vários receptores[61] . Entre estes, o mais bem caracterizado é o recetor para AGE (RAGE), que é expresso por vários tipos de células, incluindo o endotélio e os fagócitos mononucleares. O envolvimento do RAGE pelos AGE ativa vias de transdução fundamentais, como a p21 ras, as cinases 1 e 2 relacionadas com o sinal extracelular e o fator nuclear-β, e esta cascata de eventos conduz a uma maior expressão de mediadores pró-inflamatórios[62] . Os macrófagos libertam IL-6, fator de necrose tumoral e IL-1 após estimulação com AGEs. A estimulação de monócitos/macrófagos por AGEs pode, portanto, ser um sinal inicial de uma cascata inflamatória que leva à produção de CRP no fígado.[63]

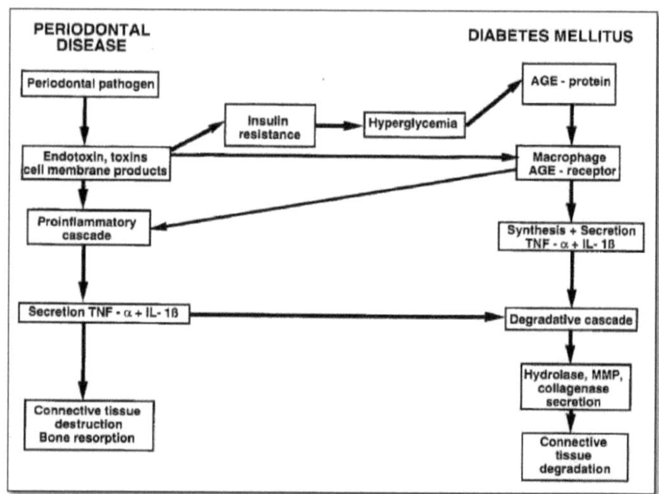

GRÁFICO DE FLUXO 8: RELAÇÃO ENTRE A DOENÇA PERIODONTAL E A DIABETES MELLITUS (Genco et al. 1998).[113]

De acordo com **Wright E et al. 2006** , o stress oxidativo através da produção de espécies reactivas de oxigénio (ROS) foi proposto como a causa principal subjacente ao desenvolvimento de resistência à insulina, disfunção das células β, tolerância à glicose diminuída e DM tipo 2 e suas complicações. Observou-se também que os marcadores de inflamação, manifestações bem conhecidas do stress oxidativo, aumentam em resposta aos níveis intermitentes e elevados de glicose. Um dos muitos estímulos que levam à geração de ROS é a estimulação induzida por citocinas da síntese de reagentes de fase aguda pelo fígado.[64]

O risco de complicações crónicas na diabetes mellitus aumenta em função da duração da hiperglicemia; geralmente tornam-se aparentes na segunda década

da hiperglicemia. A hiperfusão glomerular e a hipertrofia renal ocorrem nos primeiros anos após o início da diabetes mellitus e provocam um aumento da taxa de filtração glomerular. Durante os primeiros cinco anos de diabetes mellitus, ocorre espessamento da membrana basal glomerular, hipertrofia glomerular e expansão do volume mesangial, enquanto a taxa de filtração glomerular volta ao normal. O aparecimento de microalbminúria é um indicador muito importante de nefropatia diabética incipiente.

3. <u>Reactores de fase aguda nas doenças respiratórias</u>

A doença pulmonar obstrutiva crónica afecta cerca de 3% da população e, em cerca de 20% dos casos, existe uma forte componente familiar de origem predominantemente genética. A deficiência genética da α1-antitripsina resulta num risco 20 vezes maior de desenvolver lesões pulmonares crónicas progressivas em fumadores de cigarros. A α1-antitripsina desempenha um papel importante na proteção do trato respiratório inferior contra as lesões mediadas pelas proteinases dos neutrófilos, em particular a elastase. Este facto parece resultar de uma mutação na região 3' do potenciador do gene da alfa1-antitripsina. Durante a resposta de fase aguda, a concentração plasmática de α1-antitripsina aumenta 3 vezes em indivíduos normais, mediada pela IL-6. Em contrapartida, a produção de α1-antitripsina em resposta à IL-6 é deficiente nestes doentes[65]. A pneumonia cria uma resposta inflamatória potente, tanto a nível local como sistémico. A CRP é uma APR sintetizada pelo fígado em resposta a lesões tecidulares e inflamação. É um bom indicador de infecções bacterianas. O nível plasmático de PCR é um marcador sensível de pneumonia, ao contrário de outros marcadores clínicos mais utilizados, como a temperatura corporal e os leucócitos[66].

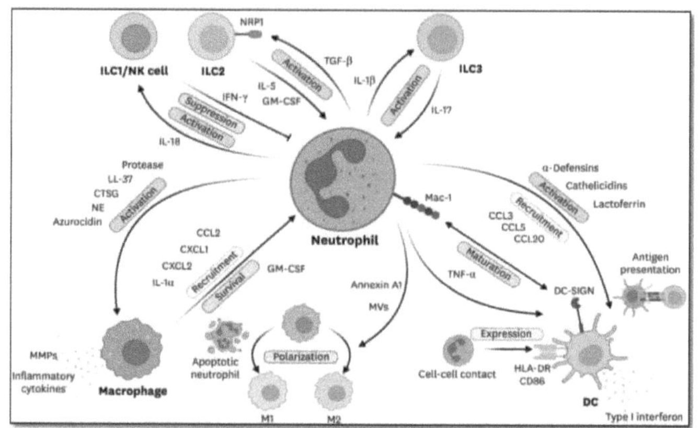

FIGURA 13: CONTRIBUIÇÃO DINÂMICA DOS NEUTRÓFILOS NAS DOENÇAS RESPIRATÓRIAS CRÓNICAS[108]

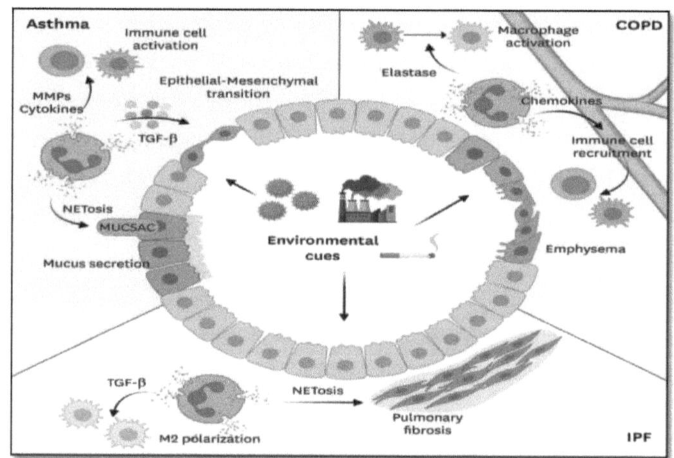

FIGURA 14: CONTRIBUIÇÃO DOS NEUTRÓFILOS PARA AS DOENÇAS RESPIRATÓRIAS CRÓNICAS[108]

4. Reagentes de fase aguda no tabagismo

Quando alguém fuma, o seu corpo inicia uma reação de fase aguda, levando o fígado a sintetizar vários reagentes de fase aguda. Estes reagentes são proteínas cruciais para a resposta do organismo à inflamação e à infeção. Entre estas, a proteína C reactiva (PCR) destaca-se como um marcador de inflamação bem conhecido, com os seus níveis a aumentar em resposta à inflamação induzida pelo tabaco. Outro fator importante é a amiloide sérica A (SAA), que também aumenta durante as condições inflamatórias desencadeadas pelo tabaco. O fibrinogénio aumenta em resposta ao tabagismo, elevando potencialmente o risco de eventos cardiovasculares. A haptoglobina, envolvida na neutralização da hemoglobina livre, também regista um aumento durante a inflamação induzida pelo tabaco. Por outro lado, o tabagismo pode reduzir os níveis de alfa-1 antitripsina (AAT), levando a um aumento dos danos nos tecidos e da inflamação nos pulmões. Além disso, o tabagismo promove a produção de interleucinas e citocinas, como a IL-6 e a IL-1β, que alimentam ainda mais a cascata inflamatória. Em resumo, o tabagismo induz uma resposta inflamatória sistémica, levando à síntese e libertação de reagentes de fase aguda que não só servem como marcadores de inflamação, mas contribuem ativamente para doenças relacionadas com o tabagismo, como as doenças cardiovasculares, a doença pulmonar obstrutiva crónica (DPOC) e o cancro.

5. Reactores de fase aguda no cancro

A abordagem à medição da resposta de fase aguda no cancro reflecte geralmente duas estratégias:

    a. Determinação dos níveis de proteínas individuais de fase aguda, como variáveis preditivas ou biomarcadores de eficácia terapêutica.

    b. utilização de moléculas com impacto nos sistemas de resposta imunitária e de fase aguda como modalidades terapêuticas no tratamento do cancro.[2]

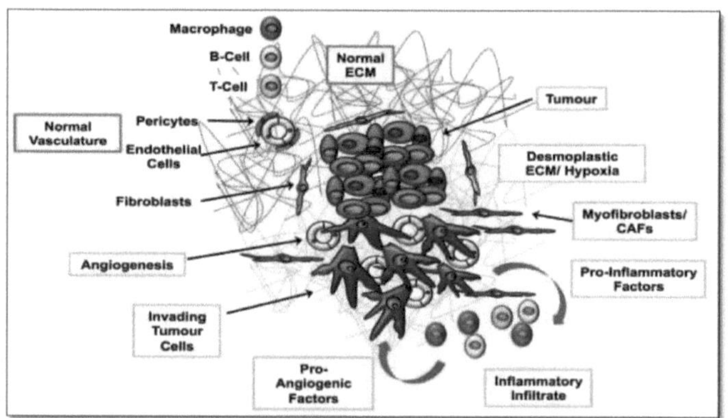

FIGURA 15: REPRESENTAÇÃO DAS ALTERAÇÕES DO MICROAMBIENTE EM RESPOSTA AO CRESCIMENTO DO TUMOR.[73]

O microambiente neoplásico inclui, grosso modo, células imunitárias (linfócitos, células assassinas naturais e células apresentadoras de antigénios), células do estroma (incluindo miofibroblastos) e vasculatura. Foi demonstrado que o microambiente tumoral contribui para o crescimento do tumor. As células do estroma estimulam o crescimento e a invasão das células cancerígenas através do eixo recetor de quimiocinas-quimiocinas. A vasculatura tumoral permite a absorção de nutrientes e de oxigénio pelos tumores e as células imunitárias que se infiltram no tumor estimulam os agentes imunitários. Uma vez que o microambiente tumoral desempenha um papel fundamental tanto na organização como na evasão das respostas imunitárias anticancerígenas, a interação dinâmica dos mediadores pró-inflamatórios tem apoiado desde há muito a noção de que a inflamação e o cancro estão inter-relacionados.[73]

Durante uma resposta inflamatória, os leucócitos e outras células fagocíticas produzem uma série de citocinas e também espécies reactivas de azoto e oxigénio para combater a infeção e mediar a morte das células.

À medida que a resposta inflamatória se prolonga e se desenvolve cronicamente, a exposição repetida do epitélio em proliferação às espécies altamente reactivas de azoto e oxigénio resulta em danos permanentes no ADN, tais como mutações pontuais, deleções ou rearranjos. De facto, foi demonstrado que as mutações do p53 nos tumores têm uma frequência semelhante às das doenças inflamatórias crónicas, como a artrite reumatoide e a doença inflamatória intestinal.[74]

As caraterísticas gerais da inflamação relacionada com o cancro incluem a presença de células inflamatórias e mediadores inflamatórios (por exemplo, quimiocinas, citocinas e prostaglandinas) nos tecidos tumorais, remodelação dos tecidos e angiogénese semelhantes às observadas nas respostas inflamatórias crónicas e reparação dos tecidos. Estes sinais de inflamação "latente" também estão presentes em tumores para os quais não foi estabelecida uma relação causal firme com a inflamação. De facto, as células e os mediadores inflamatórios estão presentes no microambiente da maioria, se não de todos, os tumores, independentemente do fator que desencadeia o seu desenvolvimento. As citocinas interleucina-6, fator de necrose tumoral alfa e interleucina-1 beta são mediadores críticos da resposta inflamatória sistémica. Consequentemente, estas citocinas são os principais estimuladores da síntese de uma resposta de fase aguda.[73]

Várias APPs bem caracterizadas foram associadas a diferentes tipos de cancro e fases de malignidade. A proteína C-reactiva, a amiloide sérica A, a α-1 glicoproteína, a haptoglobina, a α-1 antimotripsina e as proteínas do complemento representam os principais reagentes de resposta positiva do hospedeiro que desempenham diferentes papéis funcionais e têm relevância para diferentes tipos de cancro nos seres humanos.

Nas fases iniciais do desenvolvimento do tumor, as células cancerosas necessitam frequentemente da presença de citocinas ou factores de crescimento específicos para proliferarem. Estas células podem expressar receptores de factores de crescimento de forma anormal ou sofrer divisão celular em vez de diferenciação em resposta aos factores de crescimento e citocinas[75] . Alguns exemplos da dependência das células tumorais em relação às citocinas são a dependência do crescimento dos linfomas de células B associados à SIDA e ao EBV, das leucemias de células B e do mieloma múltiplo em relação às citocinas inflamatórias IL-6 e IL-15 e a dependência do mesotelioma maligno em relação ao fator de crescimento derivado das plaquetas.[74]

Os avanços nas tecnologias proteómicas proporcionaram uma ferramenta importante que pode identificar e quantificar sistematicamente as alterações em estado estacionário ou induzidas por perturbações num sistema biológico complexo, de uma forma de elevado rendimento. A enorme diversidade de espécies proteicas e de modificações pós-traducionais das proteínas, bem como as grandes diferenças na abundância de proteínas, criam grandes desafios, bem como uma grande oportunidade, na utilização da proteómica quantitativa do plasma para a descoberta de biomarcadores. Uma vez que a proteómica visa a identificação e quantificação completas de todas as proteínas expressas, as estratégias de caraterização são normalmente aplicadas em subconjuntos do proteoma. A expressão das proteínas do soro pode ser analisada simultaneamente utilizando a tecnologia proteómica baseada em gel. Isto é adequado para estudar a resposta da fase aguda, que envolve a expressão alterada simultânea de proteínas séricas em associação com inflamação, infeção, lesão ou cancro. Foi demonstrado que um certo número de proteínas séricas, incluindo as que foram utilizadas clínica ou experimentalmente, aderem fortemente à albumina e às imunoglobulinas. Estas proteínas séricas foram também removidas em experiências que envolveram a depleção de proteínas de elevada abundância, pelo que podem afetar a interpretação dos resultados. Além disso, estudos recentes utilizando plasma de rato revelaram que a depleção de proteínas de elevada abundância apenas reduziu a gama dinâmica do proteoma plasmático em duas a três ordens de grandeza. A remoção de albumina, IgG, IgM, transferrina, fibrinogénio, HAP e AAT do plasma de ratos conduz ao desmascaramento de apenas algumas proteínas e está ainda longe de permitir a deteção das proteínas de baixa abundância. Tendo em conta estes obstáculos, as abordagens aplicadas para simplificar e aumentar a profundidade da análise proteómica do soro incluem estratégias de fracionamento, enriquecimento de subpopulações proteicas específicas (fosfoproteínas, glicoproteínas, etc.) e métodos de quantificação diferencial de proteínas, tais como etiquetas isobáricas para quantificação relativa e absoluta.[73]

Além disso, outro trabalho novo na descoberta de biomarcadores envolve a <u>proteómica do fluido proximal. O fluido proximal, o fluido derivado dos tecidos extracelulares, contém uma</u> grande quantidade de proteínas segregadas e libertadas que provavelmente estarão presentes em concentrações mais elevadas do que no plasma/soro. Foi levantada a hipótese de que muitas, se não todas, as proteínas do fluido proximal são trocadas com a circulação periférica, o que proporcionou uma motivação significativa para a utilização de fluidos proximais como fonte primária de amostras para a descoberta de biomarcadores de proteínas. Finalmente, as oportunidades na exploração da nanoescala abrem novas estratégias para a análise de proteínas séricas. Por exemplo, uma ferramenta baseada em nanopartículas não porosas biodegradáveis (NPNPs) que permite a recolha de fracções de baixo peso molecular de soro/plasma humano bruto. As NPNPs com um diâmetro de 200 nm e um tamanho de poro de alguns nm foram obtidas por ultra-sons de silício nanoporoso. Quando incubadas com uma solução, as NPNPs recolhem apenas as moléculas suficientemente pequenas para serem absorvidas pelos nanoporos. Estas, por sua vez, podem ser recuperadas por centrifugação e dissolvidas em água, tornando as moléculas recolhidas disponíveis para análises posteriores. O desenvolvimento e a utilização de novos métodos na descoberta de biomarcadores de APP no soro podem incluir novas estratégias, incluindo materiais nanoestruturados e outros métodos de elevado rendimento, como matrizes de proteínas, ensaios de proteínas multiplexadas e plataformas proteómicas baseadas em chips.

REACTORES DE FASE AGUDA NA TERAPIA PERIODONTAL

As proteínas de fase aguda desempenham um papel crucial na resposta do organismo à inflamação, incluindo a que ocorre na doença periodontal. A terapia periodontal tem como objetivo controlar a resposta inflamatória nas gengivas e nos tecidos circundantes, reduzindo assim os danos e promovendo a cicatrização.

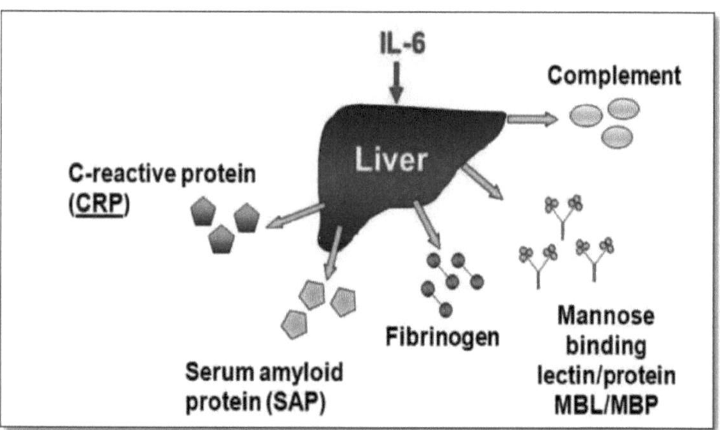

FIGURA 16: REACTORES DE FASE AGUDA SINTETIZADOS PELO FÍGADO[111]

Eis como as proteínas de fase aguda estão envolvidas na terapia periodontal:

- **Marcador de diagnóstico:** As proteínas de fase aguda, como a proteína C-reactiva (PCR) e o fibrinogénio, podem servir como marcadores de diagnóstico da gravidade da doença periodontal. A monitorização das alterações nos seus níveis antes e depois da terapia periodontal pode ajudar a avaliar a eficácia do tratamento e a prever a progressão da doença.

- **Modulação inflamatória:** A terapia periodontal, que inclui frequentemente procedimentos como a destartarização e o alisamento radicular, tem como objetivo reduzir a carga bacteriana e a inflamação nas bolsas periodontais. As proteínas de fase aguda, que são marcadores sensíveis da inflamação sistémica, podem diminuir após um tratamento periodontal bem sucedido, indicando uma redução da carga inflamatória global.

- **Modulação da resposta do hospedeiro:** As proteínas de fase aguda estão envolvidas na modulação da resposta imunitária do hospedeiro aos agentes patogénicos periodontais. A terapia periodontal ajuda a restaurar um equilíbrio no microbioma oral e a atenuar a resposta imunitária exagerada associada à doença periodontal, influenciando assim potencialmente os níveis de proteínas de fase aguda.

- **Impacto na saúde sistémica:** A terapia periodontal não visa apenas a saúde oral, mas também tem implicações sistémicas. Ao reduzir a inflamação e a infeção periodontal, a terapia periodontal pode contribuir para uma diminuição da inflamação sistémica, conforme evidenciado pelas alterações nos níveis de proteína de fase aguda. Isto pode ter efeitos benéficos na saúde geral, particularmente em indivíduos com condições sistémicas ligadas à inflamação, como as doenças cardiovasculares e a diabetes.

- **Indicador de prognóstico:** As proteínas de fase aguda também podem servir como indicadores de prognóstico para os resultados da terapia periodontal. Os pacientes com níveis persistentemente elevados de proteínas de fase aguda, apesar do tratamento, podem estar em maior risco de doença periodontal recorrente ou progressiva, necessitando de uma monitorização mais rigorosa e de terapias potencialmente adjuvantes.

REVISÃO DA LITERATURA

Norman ME, 1979 realizou um estudo para determinar se a acumulação precoce de placa bacteriana na gengivite experimental está associada a alterações sistémicas nas proteínas séricas de fase aguda, Ig e complemento. Foram obtidas amostras de soro em série de indivíduos experimentais e de controlos correspondentes. Os dados sugerem que ocorrem graus subtis de ativação sistémica do complemento na gengivite experimental, mas que só são detectados por ensaios funcionais sensíveis.

Sibraa PD, 1991 realizou um estudo para avaliar as técnicas de imunodotação direta e indireta quanto ao seu potencial para quantificar facilmente as proteínas de fase aguda no FGC de locais saudáveis e doentes periodontais. Foram utilizados imunodots indirectos (eluatos do FGC pontilhados em membrana de nitrocelulose) utilizando anticorpos monoclonais e uma marca de isótopo radioativo para identificar e estabelecer quantidades relativas de PCR e α2 macroglobulina (α2 M) em 2 locais doentes e 2 locais saudáveis em 24 doentes com periodontite. Foram encontradas concentrações periodontalmente mais baixas de α2 M em locais doentes do que em locais saudáveis, mas os níveis de PCR não variaram significativamente entre locais saudáveis e doentes.

Adunogianakl et al. 1992 estudaram 3 proteínas de fase aguda da resposta inflamatória gengival local, relativamente à sua capacidade de distinguir locais saudáveis, gengivite e periodontite. Foram desenvolvidos imunoensaios competitivos indirectos para a quantificação da a2-macroglobulina e da transferência (TF) e, para a α l-antitripsina, foi produzido um ensaio em sanduíche de anticorpo duplo. Os locais saudáveis, com gengivite e periodontite foram amostrados com tiras de papel de filtro (2 x 13 mm) e o volume avaliado com o Periotron 6000, as amostras foram eluídas em solução salina tamponada com fosfato e analisadas para α2 M, α2 AT e TF. Os resultados foram expressos em quantidades absolutas por amostra e numa base de concentração. As quantidades absolutas de α2 M. α1-AT e TF do GCF foram consistentemente mais elevadas em locais doentes (gengivite e periodontite) do que em locais saudáveis (<0,005). As quantidades absolutas de α2-M, α1-AT e TF do FGC estavam aumentadas nos locais com periodontite em relação aos locais com gengivite, embora estas diferenças não fossem estatisticamente significativas (>0,1), quando os resultados foram expressos numa base de concentração. Para além disso, a concentração de TF do GCF estava aumentada na periodontite em comparação com locais saudáveis (p= 0,03)

Short LL et al. 1994 realizaram o estudo no qual a demonstração imunohistoquímica do componente amiloide P (AP) foi utilizada para definir a distribuição desta proteína em lesões de periodontite estabelecidas e em biópsias de gengivite marginal não destrutiva. A avaliação quantitativa da amiloide P indicou níveis significativamente mais elevados na periodontite do que na gengivite em todas as regiões do tecido. Este facto foi associado à patologia, conforme determinado pela intensidade da acumulação de células plasmáticas e pela extensão da degradação da matriz do tecido conjuntivo. O amiloide P estava concentrado nas áreas profundas do tecido conjuntivo, mas também se registou uma acumulação perivascular, a deposição estava associada aos feixes nervosos e, ocasionalmente, à matriz extracelular do epitélio de revestimento. Estes resultados têm um significado potencial em relação à patologia da periodontite crónica, uma vez que se demonstrou que a amiloide P interage de forma dependente do cálcio com vários ligandos, incluindo a fibronectina, as fibras elásticas, a proteína de ligação C-4 e as fibrilhas amilóides. Estes resultados têm um potencial significado em relação à patologia da periodontite crónica, uma vez que se demonstrou que a amiloide P interage de forma dependente do cálcio com vários ligandos, incluindo a fibronectina, as fibras elásticas, a proteína de ligação C-4 e a fibrila amiloide.

Pederson ED, 1995 realizou um estudo para medir cinco indicadores da resposta do hospedeiro, nomeadamente α2 macroglobulina, α1 antitripsina, proteína C-reactiva, catepsina G e elastase, através de ensaios imunoenzimáticos em amostras de saliva inteira não estimuladas de 45 adultos. Examinaram 5 grupos que representavam saúde oral (I), gengivite (II), periodontite moderada (III), periodontite grave (IV) e voluntários desdentados (V). Os níveis dos indicadores de resposta do hospedeiro para o grupo I foram significativamente mais baixos. Os grupos I-IV mostraram um aumento significativo de uma forma monotónica positiva. Os resultados demonstraram que, à exceção da α1-antitripsina, os seus níveis estavam diretamente relacionados com o estado periodontal de um indivíduo.

Adonogianaki E et al. 1996 estudaram a associação entre a rutura da doença periodontal incipiente com alterações no fluido crevicular gengival, níveis de proteína de fase aguda e também o potencial dos índices clínicos para actuarem como preditores de alterações significativas do nível de inserção (AL). Quando o método de tolerância foi utilizado para detetar uma alteração significativa do CA, 3,9% dos locais perderam a ligação. Quando se utilizou um critério menos rigoroso de alteração do CA de >1 mm, 9,9% dos locais perderam a inserção durante o período de 3 meses. Com exceção da profundidade de sondagem, os parâmetros clínicos de base não conseguiram prever a alteração da CA. Catorze locais de periodontite ativa que demonstraram uma perda significativa de inserção foram emparelhados com locais de periodontite estável no mesmo paciente. Os níveis de quatro proteínas de fase aguda, nomeadamente α2-macroglobulina, α1-antitripsina, transferrina e lactoferrina, bem como a albumina, foram avaliados na mesma amostra de fluido crevicular gengival utilizando ELISAs em sanduíche. Os níveis de proteína de fase aguda no FGC não conseguiram diferenciar entre locais de periodontite ativa e estável na linha de base. Concluiu-se que, o grau de inflamação gengival dos tecidos adjacentes ao crepúsculo/bolsa parece influenciar os níveis de inibidores de protease e proteínas de ligação ao ferro no FGC em maior extensão do que a perda de inserção da sonda.

Wu T et al. 2000 realizaram um estudo para examinar a relação entre a saúde periodontal e os factores de risco cardiovascular: lipoproteínas séricas totais e de alta densidade, colesterol, proteína C-reactiva e fibrinogénio plasmático. Os resultados deste estudo indicaram uma relação significativa entre os indicadores de mau estado periodontal e o aumento da PCR e do fibrinogénio. Encontraram uma fraca associação entre o estado periodontal e o nível de colesterol total, enquanto que não se verificou uma associação consistente entre o estado periodontal e o colesterol de lipoproteínas de alta densidade. Concluíram que o colesterol total, a PCR e o fibrinogénio são possíveis factores intermédios que podem associar a doença periodontal a um risco cardiovascular elevado.

Williams RC et al. 2000 referiram que a periodontite está significativamente associada a várias doenças, incluindo enfarte do miocárdio, acidente vascular cerebral e parto prematuro. Referiram que a periodontite pode provocar uma resposta inflamatória sistémica através da ativação da resposta hepática de fase aguda como consequência de bacteriemia transitória e recorrente de origem oral. Também referiram que a periodontite provoca uma ligeira elevação dos marcadores da resposta de fase aguda, incluindo a PCR, a haptoglobina, a α1-antitripsina e o fibrinogénio. A resposta de fase aguda é desencadeada por lipopolissacarídeos orais transmitidos pelo sangue e por bactérias orais que provocam a libertação das citocinas interleucina-6 e fator de necrose tumoral-α. Estes mediadores actuam no fígado para induzir a resposta de fase aguda e a secreção hepática destas proteínas séricas de fase aguda. Concluíram que as medidas de infeção periodontal devem ser consideradas como uma das potenciais causas subjacentes ao aumento dos níveis de proteínas de resposta de fase aguda e ao consequente aumento do risco cardiovascular.

Slade GD, 2000 realizou um estudo para avaliar as associações entre doença periodontal, factores de risco estabelecidos para níveis elevados de PCR e PCR na população dos EUA e para determinar se a perda total está associada a uma redução da PCR. A PCR foi quantificada a partir de amostras de sangue periférico e analisada como uma variável contínua e como a prevalência de PCR elevada. Verificou-se que as pessoas dentadas com doença periodontal extensa tinham um aumento de aproximadamente 1/3 na CRP média e uma duplicação na prevalência de CRP elevada em comparação com pessoas periodontalmente saudáveis. Os níveis elevados de PCR com doença periodontal extensa persistiram na análise multivariada com factores de risco estabelecidos para PCR elevada (diabetes, artrite, enfisema, tabagismo e medicamentos anti-inflamatórios) e factores sócio-demográficos controlados.

Shapira L et al. 2001 realizaram um estudo para investigar a possível ligação entre o polimorfismo -308 no gene TNF-α e a Periodontite de Início Precoce. O ADN genómico foi extraído do sangue de 64 indivíduos de 11 famílias nucleares com EOP. O polimorfismo do gene TNF-α na posição 308 foi avaliado através da reação em cadeia da polimerase específica do alelo. Verificou-se que 77% dos adolescentes testados tinham o genótipo G/G e 23% tinham o genótipo A/G. Nos indivíduos doentes, 81% tinham o genótipo G/G e 19% o genótipo A/G. As crianças saudáveis tinham 74% de genótipo G/G, enquanto 26% tinham genótipo A/G. As diferenças entre o grupo com doença e o grupo saudável não foram estatisticamente significativas.

Tai H et al. 2002 investigaram a frequência de polimorfismos de nucleótido único (SNPs) nos genes que codificam a IL-1α, IL-1β e um número variável de polimorfismos de repetição em tandem (VNTR) no gene antagonista do recetor da IL-1 (IL-1 RN) em 47 pacientes com EOP generalizada (G-EOP) e 97 controlos periodontalmente saudáveis.

Mattila K et al. 2002 determinaram que se o tratamento da periodontite pode diminuir os níveis de marcadores inflamatórios como a proteína C reactiva e o fibrinogénio. O tratamento periodontal incluiu terapia mecânica tradicional e, quando indicado, metronidazol 500 mg bid durante 7 dias. A mediana do nível basal de proteína C reactiva nos pacientes era de 1,05 mg/L e diminuiu para 0,7 mg/L após o tratamento. Concluíram que a periodontite parece aumentar a proteína C reactiva em alguns indivíduos, presumivelmente os que reagem a ela com uma reação inflamatória sistémica. O tratamento periodontal diminui os níveis de proteína C reactiva nestes indivíduos, podendo assim diminuir o risco de doença coronária.

Craig RG et al. 2003 realizaram um estudo para determinar o efeito da doença periodontal destrutiva, estado, gravidade e progressão nos componentes da resposta de fase aguda numa população urbana minoritária. Avaliaram a profundidade de sondagem, o nível de fixação, o eritema gengival, a hemorragia à sondagem, a supuração e a placa bacteriana. A CRP foi medida utilizando um ensaio de CRP de alta sensibilidade (hs CRP). Os autores sugeriram que a doença periodontal destrutiva e a progressão da doença estão associadas a alterações nos componentes séricos consistentes com uma resposta de fase aguda.

Sahingur SE et al. 2003 relataram uma relação entre o polimorfismo -455G/A (HaeIII) na região 5' flanqueadora do promotor do gene β do fibrinogénio e o aumento dos níveis de fibrinogénio. Também investigou a distribuição do polimorfismo -455G/A e a relação deste genótipo específico com os níveis de fibrinogénio em doentes com periodontite. Para avaliar o polimorfismo -455G/A, foi efectuada uma análise de polimorfismo de comprimento de fragmentos de restrição (RFLP) com a enzima HaeIII na região promotora do gene β do fibrinogénio. Esta análise foi efectuada em 79 doentes com periodontite crónica, em comparação com 75 indivíduos periodontalmente saudáveis, com idade, sexo e raça equivalentes. Os níveis de fibrinogénio foram determinados pelo ensaio de imunodifusão radial (RID). Uma percentagem mais elevada de doentes com periodontite crónica exibiu genótipos associados a níveis mais elevados de fibrinogénio plasmático em comparação com indivíduos saudáveis. A presença de genótipos H1H2 ou H2H2, bem como de níveis elevados de fibrinogénio, em conjunto com outros factores, pode colocar os indivíduos em maior risco de ter doença periodontal ou pode resultar de interações genéticas entre a infeção periodontal e a doença.

Sergio Guzman et al. 2003 realizaram um estudo para investigar a prevalência da periodontite numa população diabética, para avaliar a associação da periodontite com o controlo metabólico e para avaliar a periodontite em diabéticos com diferentes genótipos de interleucina (IL)-1. Verificaram a elevada prevalência e gravidade da periodontite na população diabética e apoiaram a associação entre o mau controlo glicémico e a doença periodontal, tendo-se verificado uma tendência que sugere que o alelo 1 da IL-1β (-511) e a IL-1β (+3954) estavam sobre-representados entre os diabéticos com doença periodontal.

Ide M et al. 2003 tiveram como objetivo verificar se os níveis circulantes de marcadores cardiovasculares e inflamatórios sistémicos poderiam ser modificados após o tratamento da doença periodontal. Os indivíduos adultos foram recrutados entre os que aguardavam tratamento periodontal e foram aleatorizados para tratamento imediato (teste, n=24) ou tardio (controlo, n=15). Foram recolhidos dados demográficos e clínicos e foi colhido sangue venoso antes e 6 semanas após a conclusão do tratamento ou após um período de controlo equivalente de 3 meses. O exame periodontal incluiu a profundidade de sondagem, a perda de inserção, os índices de placa bacteriana e os índices de hemorragia. O sangue foi analisado para determinar fibrinogénio sérico e plasmático, proteína C-reactiva, ácido siálico, fator de necrose tumoral-α e interleucina-6 e IL 1β. Relataram que o tratamento melhorou as pontuações de placa e sangramento e reduziu as profundidades de sondagem. No entanto, não se verificaram alterações estatisticamente significativas nos níveis de qualquer um dos marcadores sistémicos. A melhoria da saúde periodontal não influenciou os níveis de marcadores vasculares.

Leticia Quappe et al. 2004 investigaram a associação dos polimorfismos do gene da interleucina-1 com a periodontite agressiva (AgP). Trinta e seis pacientes com AgP, 75 controlos saudáveis e 75 indivíduos de estatuto periodontal desconhecido foram genotipados para os loci IL-1 A -889 e IL-1 B +3954 por amplificação da reação em cadeia da polimerase (PCR) seguida de digestão com enzimas de restrição e eletroforese em gel. Os resultados do presente estudo suportam uma associação positiva entre a AgP e a presença do polimorfismo do alelo 2 da IL-1B +395.

Yamazaki et al. 2005 determinaram se a presença de periodontite crónica e o tratamento periodontal subsequente poderiam influenciar os níveis séricos de proteína C reactiva (PCR), interleucina-6 e fator de necrose tumoral-α (TNF-α) numa população japonesa. Relataram que o estado periodontal demonstrou uma melhoria significativa em todos os doentes após o tratamento. O nível de hsCRP tendeu a diminuir com a melhoria da condição periodontal após o tratamento e aproximou-se do dos indivíduos de controlo, embora este declínio não tenha sido estatisticamente significativo. Os níveis de interleucina-6 e TNF-α não se alteraram após o tratamento periodontal.

Lopez et al. 2005 estudaram que os polimorfismos IL-1α e IL-1β estão associados a uma maior gravidade da periodontite, enquanto outros não encontraram qualquer associação. Os objectivos deste estudo foram determinar a prevalência dos polimorfismos IL-1A-889 e IL-1B+3954 (anteriormente descrito como +3953) em chilenos e a sua associação com a periodontite. Foi realizado um estudo caso-controlo de 330 casos de pacientes com periodontite e 101 controlos saudáveis. Foi efectuado um exame periodontal de boca inteira a cada indivíduo e foi realizado um questionário estruturado para determinar os hábitos tabágicos. Os casos foram categorizados como tendo periodontite inicial, moderada ou grave de acordo com a percentagem de locais com perda de inserção clínica ≥3 mm.

O ADN genómico foi analisado quanto ao polimorfismo no gene IL-1α no local -889 e no gene IL-1β no local +3954 por amplificação da reação em cadeia da polimerase (PCR) seguida de digestão com enzimas de restrição e eletroforese em gel.

Engebretson S et al. 2007 estudaram 46 pacientes com diabetes tipo 2 e periodontite crónica para determinar a relação entre os níveis plasmáticos de TNF-α e as medidas clínicas de periodontite, fluido crevicular gengival (GCF) interleucina-1 β (IL-1β), endotoxina plasmática, glicose sérica e hemoglobina glicada (HbA1c). Os níveis de TNF-α foram medidos utilizando um ensaio de imunoabsorção enzimática de alta sensibilidade. O TNF-α mostrou uma correlação positiva significativa com a perda de inserção, a endotoxina plasmática e a IL-1β do GCF, mas não com a profundidade de sondagem, a hemorragia à sondagem, o índice de placa, a glucose sérica, a HbA1c ou o índice de massa corporal. Foi observada uma relação dose-resposta entre a gravidade da periodontite e o TNF-α

Paraskevas, 2008, realizou um estudo no qual constatou que a proteína C-reactiva (PCR) plasmática elevada é considerada um indicador de risco de doenças cardiovasculares. A seleção das publicações baseou-se em: (1) estudos transversais (caso-controlo); (2) estudos longitudinais (tratamento); (3) medição da PCR de alta sensibilidade; (4) apresentação de valores medianos e/ou médios (DP); e (5) indivíduos sem doenças sistémicas. Uma meta-análise de 10 estudos transversais mostrou que a diferença média ponderada da PCR entre doentes e controlos era de 1,56 mg/l. As evidências dos estudos de tratamento disponíveis mostraram níveis mais baixos de PCR após a terapia periodontal.

Vidal F et al. 2009 realizaram um estudo para avaliar os efeitos do tratamento periodontal não cirúrgico nos níveis plasmáticos de marcadores inflamatórios (interleucina [IL]-6, proteína C-reactiva [PCR] e fibrinogénio) em pacientes com periodontite grave e hipertensão arterial refractária. Vinte e dois pacientes foram examinados e divididos aleatoriamente em dois grupos. O grupo de teste era composto por 11 pacientes (idade média, 48,9±3,9 anos) que receberam tratamento periodontal, enquanto o grupo de controlo tinha 11 pacientes (idade média, 49,7±6,0 anos) cujo tratamento foi adiado por 3 meses. Foram recolhidos dados demográficos e clínicos periodontais, e foram efectuadas análises ao sangue para medir os níveis de IL-6, PCR e fibrinogénio no início e 3 meses depois. Os resultados clínicos mostraram que as percentagens médias de locais com hemorragia à sondagem, profundidade de sondagem (PD) 4 a 5 mm, PD≥ 6 mm, perda de inserção clínica (CAL) 4 a 5 mm e CAL≥ 6 mm foram significativamente reduzidas no grupo de teste 3 meses após o tratamento periodontal. Não houve diferenças significativas entre os dados na linha de base e 3 meses no grupo de controlo. O tratamento periodontal reduziu significativamente os níveis sanguíneos de fibrinogénio, CRP e IL-6 no grupo de teste. A terapia periodontal não cirúrgica foi eficaz na melhoria dos dados clínicos periodontais e na redução dos níveis plasmáticos de IL-6, PCR e fibrinogénio em pacientes hipertensos com periodontite grave.

Saxlin T et al. 2009 estudam o papel das citocinas séricas fator de necrose tumoral a (TNF-a) e interleucina 6 (IL-6) como potenciais mediadores na associação entre o peso corporal e a infeção periodontal numa população adulta. Este estudo baseou-se numa subpopulação do Health 2000 Health Examination Survey, que incluiu indivíduos dentados, não diabéticos, não reumáticos, com idades compreendidas entre os 45 e os 64 anos, que nunca fumaram e cujos níveis séricos de TNF-a e IL-6 foram analisados e cujo estado periodontal foi determinado clinicamente. A IL-6 sérica, mas não o TNF-a, foi associada a dentes com bolsas periodontais profundas. Os modelos multivariados mostraram que a IL-6, mas não o TNF-a, podia mediar o efeito do peso corporal no periodonto.

Chirag Shah et al. 2010 realizaram um estudo clínico para quantificar os níveis de proteína C reactiva do fluido gengival crevicular e para conhecer o efeito da terapia não cirúrgica na minimização dos níveis de proteína C reactiva na periodontite crónica generalizada. Os parâmetros como o índice gengival, o índice de hemorragia do sulco, a profundidade da bolsa de sondagem, o nível de fixação clínica e os níveis de proteína C-reactiva foram registados em diferentes momentos durante um período de 45 dias. Depois de registar os parâmetros clínicos e a recolha do GCF, procedeu-se à destartarização e ao planeamento radicular de todos os pacientes e em todas as visitas de recordação, ou seja, no 14º e no 45º dia, foram reforçadas as instruções de higiene oral e foram registados parâmetros clínicos como o índice gengival, o índice de hemorragia do sulco, a profundidade da bolsa de sondagem, o nível de fixação clínica e o GCF para estimar a proteína C-reactiva. Ao fim de 45 dias, verificou-se uma redução significativa do índice gengival, do índice de hemorragia do sulco, da profundidade da bolsa de sondagem e um aumento do nível de fixação clínica, bem como uma diminuição dos níveis de proteína C reactiva do fluido gengival crevicular. Verificou-se uma redução de 26% na profundidade da bolsa de sondagem e um ganho de 38% no nível de inserção clínica e uma redução de cerca de 65% após 14 dias e uma redução de 100% dos níveis de proteína C reactiva no fluido crevicular gengival após 45 dias. Assim, os resultados mostram que a presença da proteína C reactiva no fluido crevicular gengival é mais significativa e confirma o componente inflamatório subjacente à atividade da doença na periodontite crónica.

Taylor B et al. 2010 estudaram o efeito do tratamento inicial da periodontite nos marcadores sistémicos de inflamação e no risco cardiovascular. Cento e trinta e seis adultos com periodontite crónica foram distribuídos por grupos de intervenção ou de controlo num estudo de intervenção controlado e aleatório de 3 meses. O grupo de intervenção recebeu tratamento periodontal inicial, enquanto o grupo de controlo só recebeu esse tratamento após o estudo. Os níveis sanguíneos dos factores de risco cardiovascular e dos marcadores hematológicos, inflamatórios e metabólicos foram medidos no início e no final do estudo, e as diferenças foram calculadas. O nível de fibrinogénio foi a medida de resultado primário. Os dados relativos a 61 pessoas no grupo de intervenção e a 64 pessoas no grupo de controlo estavam disponíveis para análise estatística. Em comparação com o grupo de controlo, o grupo de intervenção mostrou uma tendência não significativa para um nível de fibrinogénio mais baixo. Foram observados aumentos significativos na hemoglobina e no hematócrito após o tratamento, mostrando que o tratamento periodontal inicial, uma intervenção relativamente simples e económica, tem efeitos sistémicos.

Franch Chillida et al. 2010 investigaram a associação entre cinco SNPs na região promotora da IL-6 e o estado periodontal de uma população rural indiana. Duzentos e cinquenta e um voluntários sistemicamente saudáveis foram avaliados clinicamente por um único examinador calibrado e divididos em: indivíduos saudáveis e doentes com periodontite, com base nas definições do Workshop Europeu sobre Periodontite e numa definição recentemente sugerida, que tem em conta a idade e os níveis de ligação clínica. O seu ADN genómico foi analisado de forma cega utilizando a reação em cadeia da polimerase em tempo real para estudar as variantes da IL-6

S . C. Gupta et al. 2011 estudaram que a Proteína C-Reactiva (PCR) é uma substância presente no soro de doentes com inflamação aguda que reage com o polissacárido C do pneumococo. Inicialmente, pensava-se que a PCR poderia ser uma secreção patogénica, uma vez que se encontrava elevada em pessoas com uma variedade de doenças, incluindo o cancro. No entanto, a descoberta da síntese hepática demonstrou que se trata de uma proteína nativa. A proteína C-reactiva é uma proteína que se encontra no sangue e cujos níveis aumentam em resposta a uma inflamação. O seu papel fisiológico consiste em ligar-se à fosfocolina expressa na superfície de células mortas ou moribundas (e de alguns tipos de bactérias), de modo a ativar o sistema do complemento através do complexo CIQ.

Filho ISG et al. 2011 realizaram um estudo para analisar a relação entre a periodontite crónica e a proteína C reativa (PCR) considerando variáveis associadas em indivíduos com ou sem doença cardiovascular. Foi avaliada uma amostra de 359 indivíduos de ambos os sexos (idade ≥40 anos). Entre estes indivíduos, 144 indivíduos foram admitidos no hospital devido a uma primeira ocorrência de enfarte agudo do miocárdio; 80 indivíduos estavam no hospital por outras razões que não o enfarte agudo do miocárdio; e 135 indivíduos viviam na comunidade. Foi aplicado um questionário para obter caraterísticas demográficas e de estilo de vida. Foram efectuados exames clínicos periodontais completos e avaliações antropométricas. Foram efectuados níveis de PCR, níveis de glucose plasmática, perfis lipídicos e análises sanguíneas para investigar quaisquer condições que pudessem sugerir infeção e/ou inflamação. As avaliações da PCR foram efectuadas por nefelometria. Os indivíduos foram considerados portadores de doença periodontal se apresentassem simultaneamente pelo menos quatro dentes com um ou mais sítios com profundidade de sondagem ≥ 4mm, perda de inserção clínica ≥3mm e sangramento à sondagem. Foram utilizados procedimentos de análise descritiva e regressão logística. Os resultados mostraram que, no grupo com periodontite crónica, os níveis médios de PCR eram mais elevados do que no grupo sem periodontite crónica (2,6±2,6 mg/L versus 1,78±2,7 mg/L, respetivamente). O modelo final mostrou que os indivíduos com periodontite crónica tinham maior probabilidade de apresentar níveis elevados de PCR, considerando os efeitos da idade, nível de escolaridade, sexo, tabagismo, colesterol de lipoproteína de alta densidade e diabetes. Neste estudo, a periodontite crónica está associada a níveis elevados de PCR plasmática, mesmo após o controlo de vários potenciais factores de confusão.

Ahmed Khocht et al. 2011 Este estudo examinou a associação dos polimorfismos genéticos da IL1 (IL-1 A +4845, IL-1 B +3954 & IL-1 RN +2018) com o estado da doença periodontal em indivíduos com síndrome de Down (SD). Cinquenta e quatro pacientes com SD (18-56 anos, 48,15% do sexo masculino, 77,78% caucasianos) foram recrutados no sistema de saúde do Hospital Regional da Geórgia (GRH). Foram também recrutados dois grupos comparáveis (71 doentes com atraso mental e 87 indivíduos de controlo). Todos os indivíduos eram não fumadores. Foram registadas as avaliações periodontais (índice de placa, índice gengival, sangramento à sondagem e níveis de fixação clínica (AL)) e os hábitos pessoais e profissionais de cuidados dentários. O sangue foi recolhido por punção venosa. Os loci IL-1A +4845, IL-1B +3954 e IL-1RN +2018 foram genotipados pelo ensaio TaqMan. Não foram observadas diferenças estatisticamente significativas na distribuição dos polimorfismos do gene IL-1 entre os três grupos. Os genótipos variantes da IL-1 variaram consoante a raça; tanto para a IL-1A como para a IL-1RN, o gene variante foi significativamente mais prevalente nos brancos do que nos não brancos (ps > 0,1). A ANCOVA, que também ajustou para a idade, mostrou uma interação de 3 vias entre as visitas ao dentista, a variação genética e o estado de Down [(F(1, 179) = 3,96, P = 0,048 em indivíduos brancos e F(1, 241) = 2,96, P = 0,087 em todos os indivíduos).Os testes t post-hoc confirmaram níveis mais baixos de AL em indivíduos Down variantes de IL-1RN que receberam visitas mais frequentes ao dentista (P < 0,05). A ANCOVA, que também ajustou para a idade, mostrou uma interação entre a variação do gene IL-1A/B e o status Down (F(1, 174) = 3,04, P = 0,083 em indivíduos brancos e F(1, 235) = 3,72, P = 0,055 em todos os indivíduos). Os testes t post-hoc confirmaram níveis mais baixos de AL em indivíduos com IL-1A/Bvariante Down (P < 0,05). A distribuição de genes variantes de IL-1 em indivíduos com SD não foi diferente da população em geral. No entanto, a associação entre o transporte dos alelos raros de IL-1 e a periodontite diferiu entre os indivíduos com e sem Down. O transporte dos alelos raros da IL-1 nos indivíduos com Down tendeu a conferir um efeito protetor contra a perda de ligação periodontal

N. Ravindra Reddy et al. 2012 para estimar os níveis de TNF α no soro de mulheres saudáveis, em gestação a termo e mulheres em gestação pré-termo afectadas por periodontite e para descobrir a associação entre os níveis de TNF α, a idade gestacional e diferentes variáveis periodontais no soro.Verificou-se que as concentrações de TNF α se correlacionavam positivamente com a extensão da destruição periodontal, a pontuação do índice periodontal de Russel e a idade gestacional. Com o aumento da quantidade de destruição periodontal, há um aumento substancial dos parâmetros clínicos e do nível de TNF α no soro, que está inversamente relacionado com a gestação prematura

Nadeem Y et al. 2012 realizaram uma revisão sistemática e uma meta-análise na tentativa de esclarecer se as variantes do gene IL-1 estavam associadas a fenótipos clínicos bem definidos de periodontite crónica em pacientes brancos. Esta revisão e meta-análise mostram que as variações genéticas de IL-1 α e IL-1β contribuem significativamente para a PC em brancos.

ANÁLISE DA LITERATURA: A PROTEÍNA C-REACTIVA COMO MARCADOR DE DIAGNÓSTICO E PROGNÓSTICO NA DOENÇA PERIODONTAL

No domínio das doenças periodontais, a procura de biomarcadores fiáveis para ajudar no diagnóstico e prognóstico tem sido um esforço contínuo. Entre estes biomarcadores, a proteína C-reactiva (PCR) tem atraído uma atenção significativa pelo seu potencial como indicador de diagnóstico e prognóstico.

UTILIDADE DIAGNÓSTICA DA CRP

Vários estudos investigaram a associação entre os níveis de PCR e o estado periodontal. Um desses estudos, efectuado por **Loos et al. (2000)**, encontrou uma correlação positiva entre os níveis de PCR e a gravidade da periodontite. Sugeriram que a PCR poderia servir como um complemento valioso aos parâmetros clínicos tradicionais no diagnóstico de doenças periodontais. Do mesmo modo, numa meta-análise realizada por **Paraskevas et al. (2008)**, foram observados níveis elevados de PCR em pacientes com periodontite em comparação com controlos saudáveis.

A utilização da PCR como marcador de diagnóstico é particularmente vantajosa devido à sua natureza sistémica. Ao contrário dos parâmetros clínicos tradicionais que se centram nos sinais locais de inflamação, a PCR fornece uma visão geral sistémica do estado inflamatório, oferecendo uma avaliação mais abrangente da atividade da doença.

IMPLICAÇÕES PROGNÓSTICAS DA CRP

Para além do diagnóstico, a PCR tem-se mostrado promissora na previsão da progressão e dos resultados das doenças periodontais. Um estudo longitudinal efectuado por **Teeuw et al. (2010)** acompanhou indivíduos com periodontite e verificou que aqueles com níveis persistentemente elevados de PCR apresentavam um maior risco de progressão da doença. Isto sugere que a PCR poderia servir como uma ferramenta de prognóstico, ajudando na identificação de pacientes com maior risco de desenvolver complicações periodontais graves.

Além disso, a PCR tem sido associada a condições sistémicas associadas à periodontite, tais como as doenças cardiovasculares (DCV). Numa revisão efectuada por **D'Aiuto et al. (2010)**, os autores destacaram o papel da PCR como uma via comum que liga a periodontite à DCV. Os níveis elevados de PCR não só reflectem a inflamação periodontal como também contribuem para a carga inflamatória sistémica, potencialmente exacerbando o risco cardiovascular.

ASSOCIAÇÃO ENTRE PERIODONTITE E CRP COM DOENÇAS SISTÉMICAS

DOENÇAS CARDIOVASCULARES (DCV)

Graziani et al., 2007 investigaram a associação entre os níveis séricos de proteína C-reactiva (PCR) e o estado periodontal em pacientes com doença cardiovascular (DCV). Os resultados mostraram uma correlação significativa entre níveis mais elevados de PCR e a gravidade da doença periodontal em pacientes com DCV. Os níveis elevados de PCR foram associados a uma periodontite mais grave, sugerindo uma potencial ligação entre a inflamação periodontal e a inflamação sistémica na DCV.

Blaizot et al., 2016 investigaram a associação entre periodontite e DCV. Encontraram uma correlação significativa entre a gravidade da periodontite e níveis mais elevados de PCR. Indivíduos com periodontite grave tinham níveis elevados de PCR, sugerindo um papel potencial no desenvolvimento ou exacerbação de DCV.

Tonetti et al., 2017 conduziram o ensaio "Periodontitis and Systemic Inflammation: Control of the Local Infection Is Associated with a Reduction in Serum Inflammatory Markers" (PAROKRANK), centrando-se no impacto do tratamento periodontal na inflamação sistémica e na função endotelial. Este ensaio aleatório controlado incluiu pacientes com periodontite e doença coronária. Os resultados demonstraram que o tratamento periodontal intensivo levou a reduções significativas nos níveis de proteína C reactiva de alta sensibilidade (hs-CRP) e a melhorias na função endotelial, sugerindo uma potencial ligação entre o tratamento da periodontite e a redução do risco de DCV.

DIABETES MELLIUS

Zaremba et al., 2012 compararam os níveis de proteína C-reactiva (PCR) salivar e sérica em indivíduos com periodontite crónica, diabetes tipo 2 (T2DM) e ambas as condições combinadas. Os resultados demonstraram que os indivíduos com periodontite crónica e DMT2 apresentavam os níveis mais elevados de PCR salivar e sérica em comparação com os indivíduos com apenas uma condição. Isto sugere um efeito cumulativo da periodontite e da DMT2 na inflamação sistémica, tal como indicado pelos níveis de PCR.

Okada et al., 2012, avaliaram a relação entre os níveis de proteína C-reactiva (PCR) e a periodontite em pacientes diabéticos. Os resultados indicaram que os pacientes diabéticos com periodontite tinham níveis de PCR significativamente mais elevados em comparação com os pacientes sem periodontite. Além disso, os níveis de PCR estavam positivamente correlacionados com os parâmetros clínicos da gravidade da periodontite em pacientes diabéticos, destacando o potencial impacto da inflamação periodontal na inflamação sistémica na diabetes.

Demmer et al., 2014 exploraram a relação entre a periodontite, a PCR e a diabetes. Descobriram que os indivíduos com periodontite e diabetes tinham níveis de PCR significativamente mais elevados em comparação com os que tinham apenas uma das condições. Isto sugere um potencial efeito sinérgico, em que a presença de ambas as condições exacerba a inflamação sistémica.

DOENÇAS RESPIRATÓRIAS

Scannapieco et al., 2010, investigaram a associação entre periodontite, PCR e DPOC. Verificaram que os indivíduos com periodontite apresentavam níveis mais elevados de PCR, sugerindo um potencial papel da inflamação periodontal na exacerbação da inflamação sistémica em doentes com DPOC.

Shen et al., 2014 investigaram a associação entre a periodontite e a doença pulmonar obstrutiva crónica (DPOC). Os resultados mostraram uma associação significativa entre a periodontite e a DPOC grave. Além disso, os pacientes com periodontite e DPOC tinham níveis mais elevados de proteína C-reactiva (PCR) em comparação com aqueles com apenas uma condição. Isto sugere uma potencial ligação entre a inflamação periodontal, a inflamação sistémica (indicada pela PCR) e a gravidade da DPOC.

Prasanna et al., 2016 investigaram a associação entre a periodontite, a inflamação sistémica (indicada pela PCR) e a doença pulmonar obstrutiva crónica (DPOC) em pacientes. Os resultados mostraram que os pacientes com DPOC e periodontite tinham níveis de PCR significativamente mais elevados em comparação com aqueles sem periodontite. Isto sugere um potencial impacto da inflamação periodontal na inflamação sistémica em pacientes com DPOC, o que pode contribuir para a progressão da DPOC.

ASSOCIAÇÃO ENTRE PERIODONTITE E CRP SEM DOENÇA SISTÉMICA

Loose et al., 2000 realizaram um estudo de caso-controlo para investigar a associação entre os níveis de PCR e a gravidade da periodontite em indivíduos sistemicamente saudáveis. Os participantes foram categorizados em três grupos com base no estado periodontal: saudável, periodontite moderada e periodontite grave. Os níveis de PCR foram medidos e comparados entre os grupos. O estudo encontrou uma associação significativa entre os níveis de PCR e a gravidade da periodontite. Os indivíduos com periodontite grave apresentavam níveis de PCR mais elevados em comparação com os indivíduos com periodontite moderada e os controlos saudáveis. Além disso, os níveis de PCR estavam positivamente correlacionados com parâmetros clínicos, como a profundidade de sondagem e a perda de inserção.

Noack et al., 2001 realizaram um ensaio controlado aleatório para avaliar o efeito da terapia periodontal nos níveis de PCR em indivíduos sistemicamente saudáveis com periodontite. Os participantes foram divididos aleatoriamente em dois grupos: um que recebeu tratamento periodontal e o outro que não recebeu qualquer tratamento. Os níveis de CRP foram medidos na linha de base e após três meses. O estudo registou uma redução significativa dos níveis de PCR no grupo que recebeu tratamento periodontal em comparação com o grupo não tratado. Os participantes que foram submetidos a tratamento periodontal apresentaram melhorias nos parâmetros periodontais e uma diminuição nos níveis de PCR.

Ebersole et al., 2013 realizaram um estudo transversal para examinar a relação entre a periodontite e os níveis séricos de PCR numa amostra de indivíduos sistemicamente saudáveis. Classificaram os participantes em três grupos: saudáveis, com gengivite e com periodontite. Os níveis de CRP foram medidos e comparados entre os grupos. O estudo concluiu que os indivíduos com periodontite apresentavam níveis de CRP significativamente mais elevados em comparação com os indivíduos com gengivite e controlos saudáveis. Além disso, os níveis de PCR estavam positivamente correlacionados com a gravidade da doença periodontal, avaliada por parâmetros clínicos como a profundidade de sondagem e a perda de inserção clínica. Os resultados deste estudo sugerem que a periodontite, mesmo na ausência de doenças sistémicas, está associada a níveis elevados de PCR.

Salzberg et al., 2013 realizaram um estudo longitudinal para avaliar as alterações nos níveis de CRP após a terapia periodontal em indivíduos sistemicamente saudáveis com periodontite crónica. Os participantes receberam tratamento periodontal não cirúrgico e os níveis de PCR foram medidos na linha de base e após três meses. O estudo registou uma redução significativa dos níveis de CRP três meses após a terapia periodontal. Os participantes que apresentaram melhorias na saúde periodontal, conforme indicado pela redução das profundidades de sondagem e do sangramento à sondagem, também apresentaram uma diminuição nos níveis de CRP.

DISCUSSÃO

A periodontite, uma doença inflamatória crónica, precipita a perda de dentes ao minar o osso de suporte e os tecidos conjuntivos. Instigada principalmente por microrganismos anaeróbios e microaerófilos Gram-negativos, desencadeia uma série intrincada de reacções bioquímicas e celulares que culminam na degradação do ligamento periodontal e do tecido ósseo adjacente. Embora a cascata inflamatória sirva tipicamente para salvaguardar o hospedeiro, uma resposta imunitária inadequada pode permitir a persistência de microrganismos nocivos, promovendo um excesso de mediadores inflamatórios que contribuem para danos irreversíveis nas estruturas de suporte dos dentes.[101]

A investigação indica uma correlação entre níveis elevados de mediadores inflamatórios, como a IL-1 e o TNF-α, e a progressão da destruição periodontal.[82] Estes mediadores têm o potencial de exacerbar a resposta inflamatória. Além disso, foram observadas concentrações elevadas de IL-6 nos fluidos biológicos e no sangue em casos de infeção e de condições inflamatórias crónicas, incluindo a periodontite crónica grave e de início precoce. A IL-6 desempenha um papel significativo nos processos de reabsorção e remodelação óssea.[77]

Os reagentes de fase aguda possuem propriedades pró-inflamatórias; activam factores do complemento, neutralizam agentes patogénicos invasivos e estimulam a reparação e regeneração de vários tecidos.[48] A resposta de fase aguda é um processo não específico que pode ocorrer na resposta inicial do hospedeiro a lesões, infecções, necrose isquémica ou malignidade. Começa com a ativação de macrófagos locais e outras células, como fibroblastos e células endoteliais, levando à libertação de mediadores como TNF-α, IL-6 e IL-1β. Estes mediadores induzem alterações sistémicas, incluindo a libertação hepática de uma variedade de proteínas de fase aguda, a ativação de proteínas do complemento e várias alterações metabólicas. A IL-6, por exemplo, promove a indução de fibrinogénio, haptoglobina, α1 antitripsina e α2-macroglobulina.

Normalmente presente em níveis relativamente baixos no plasma, a PCR e outras moléculas de fase aguda podem aumentar drasticamente nas 72 horas seguintes à lesão ou infeção dos tecidos.

A PCR ajuda na opsonização de bactérias para ligação ao complemento e ativa o complemento quando complexado. A PCR, a IL-1β, a IL-6 e o TNF-α têm sido associados à presença de várias infecções bacterianas, incluindo a periodontite.[93]

Embora a maioria dos estudos sobre a periodontite se tenha centrado na dinâmica local da interação entre o hospedeiro e a bactéria no periodonto e no sulco gengival, as evidências sugerem também manifestações sistémicas desta doença. A colonização bacteriana crónica das áreas supragengival e subgengival dos dentes conduz frequentemente a uma inflamação localizada no tecido gengival adjacente. À medida que a periodontite progride, ocorrem alterações nos mediadores inflamatórios locais do hospedeiro, o início de uma resposta específica localizada do hospedeiro e uma resposta de anticorpos séricos observada contra as bactérias. Isto realça o potencial da inflamação e/ou infeção localizada para se manifestar sistemicamente no hospedeiro afetado. Os níveis de anticorpos séricos contra várias bactérias orais são detectáveis e tendem a aumentar com cáries dentárias ou periodontites mais extensas, possivelmente devido ao acesso transitório das bactérias orais à circulação.[82]

A investigação envolvendo pacientes individuais e pequenas coortes indicou que os indivíduos com doença periodontal mais grave podem apresentar alterações sistémicas associadas ao stress e sintomas potencialmente ligados a infecções bacterianas mais graves. Os resultados destes estudos revelaram níveis elevados de proteínas de fase aguda num subgrupo de doentes diagnosticados com periodontite em adultos. Estes níveis elevados reflectem provavelmente tanto a natureza infecciosa da periodontite como a presença de inflamação aguda e crónica no periodonto.[2]

Para além disso, tornou-se evidente que os doentes que apresentam as formas mais graves da doença demonstram os níveis mais elevados de cada reagente de fase aguda. Estes doentes gravemente afectados podem ser vistos como um subconjunto com doença extensa quando comparados com a população adulta com periodontite mais ampla. Podem representar indivíduos com maior risco de progressão rápida e extensa da doença, servindo de modelo para avaliar o papel da resposta de fase aguda na suscetibilidade ou resistência à doença. A avaliação das proteínas séricas de fase aguda é promissora na identificação de pacientes com risco elevado de doença periodontal destrutiva ou daqueles que estão a passar por um processo de degradação periodontal.

As infecções localizadas que resultam num aumento da inflamação e da perda de tecido no periodonto desencadeiam alterações sistémicas no hospedeiro, evidentes através de uma elevação dos reagentes de fase aguda. A análise do sangue periférico em indivíduos com doença periodontal revela níveis elevados de vários mediadores inflamatórios, sugerindo que a inflamação periodontal contribui diretamente para o aumento da sua concentração no sangue periférico ou sinaliza órgãos distantes, como o fígado, para os produzirem. Estas proteínas podem exercer efeitos prejudiciais noutros órgãos-alvo, como o coração e o cérebro, influenciando processos de doença como a aterosclerose.[105]

O volume total de tecido periodontal inflamado também pode influenciar os efeitos sistémicos, com a periodontite generalizada tipicamente associada a níveis mais elevados de PCR em comparação com a periodontite localizada. Está estabelecido que a gravidade da inflamação periodontal se correlaciona com a extensão da bacteriémia. Consequentemente, as bactérias dispersas sistemicamente, o lipopolissacárido (LPS) e as citocinas das lesões periodontais podem estimular os hepatócitos e os leucócitos circulantes a produzir PCR e IL-6, respetivamente. A presença de agentes patogénicos periodontais como Porphyromonas gingivalis, Prevotella intermedia, *Camphylobacter rectus e Bacteroides forsythus* em amostras subgengivais está positivamente correlacionada com níveis elevados de PCR. Além disso, a doença periodontal pode levar a aumentos transitórios nos níveis circulantes de IL-1β, TNF-α e prostaglandina E2, marcando a fase inicial da contribuição das doenças periodontais para a inflamação sistémica.

Uma consequência das reacções inflamatórias gengivais localizadas é a identificação de níveis elevados de várias proteínas de fase aguda no fluido crevicular gengival. Entre estas encontram-se a α2-macroglobulina, a α1-antitripsina e a proteína C-reactiva, que sofrem alterações no ambiente crevicular, provavelmente devido às numerosas interações entre o hospedeiro e as bactérias no sulco. Estas proteínas podem contribuir para os mecanismos de defesa do hospedeiro.

As citocinas desempenham um papel significativo nos sintomas clínicos e na destruição dos tecidos associada à progressão da periodontite. Libertadas por várias células, incluindo os neutrófilos, as citocinas modificam a inflamação e acumulam-se no local, aumentando a resposta celular de uma forma autócrina e parácrina. Embora os monócitos activados possam libertar maiores quantidades de citocinas por célula do que os neutrófilos, o maior número e a rápida renovação dos neutrófilos na lesão fazem deles uma fonte crucial de citocinas. De particular interesse é a quimiocina IL-8, libertada pelos neutrófilos, que apresenta uma marcada especificidade para o recrutamento e a ativação dos neutrófilos. Foram registadas concentrações plasmáticas aumentadas de IL-8 na periodontite rapidamente progressiva não tratada, mas que normalizam após o tratamento, sugerindo um efeito sistémico da lesão periodontal.[107] Foram avaliadas várias proteínas de fase aguda e parâmetros associados à ativação de leucócitos para excluir possíveis efeitos inflamatórios secundários. Verificou-se que a quantidade total de IL-1α e IL-1β se correlacionava com a pontuação de perda óssea alveolar.

Foram avaliadas técnicas de imunodotação direta e indireta para quantificar as proteínas de fase aguda no fluido crevicular gengival de locais doentes e saudáveis. Foram determinados os níveis relativos de proteína C-reactiva e α2-macroglobulina. Os locais com periodontite exibiram níveis diminuídos de α2-macroglobulina, enquanto os níveis de proteína C-reactiva não mostraram diferenças significativas entre os estados de saúde e de doença. Em resposta aos agentes patogénicos periodontais, os neutrófilos libertam oxidantes, proteinases e outros factores de destruição dos tecidos. O equilíbrio entre estes factores, os antioxidantes e as antiproteinases sintetizadas endogenamente (como as proteínas de fase aguda) pode influenciar a extensão dos danos periodontais. Dado que a resposta de fase aguda desempenha um papel fundamental na promoção da cicatrização, a periodontite, vista como um problema de cicatrização de feridas, seria diretamente afetada. A má higiene oral e as infecções periodontais ou periapicais têm o potencial de induzir bacteriemia mesmo sem procedimentos dentários.

A bacteremia pode desencadear a ativação da resposta aguda hepática, levando à elevação do fibrinogénio, da proteína C-reactiva, da haptoglobina, da α1-antitripsina e de outros componentes da resposta de fase aguda.[99]

Clinicamente, níveis elevados de IL-1, principalmente IL-1β, têm sido associados a muitas doenças humanas, e níveis mais elevados de IL-1 no fluido gengival têm sido associados à gravidade da periodontite. O bloqueio da atividade da IL-1 é atualmente a terapia padrão para doenças auto-inflamatórias em que o macrófago monócito é a célula efectora dominante 8 e os fármacos específicos de bloqueio da IL-1 e do TNF em modelos animais mostram que a IL-1 é um mediador crítico na patogénese da periodontite.[103] Os polimorfismos genéticos da IL-1α e da IL-1β têm sido propostos como potenciais marcadores genéticos das doenças periodontais. De acordo com estudos apoiados, foi observada uma associação positiva entre a Periodontite Agressiva e a presença do polimorfismo IL-1 B +3954 alelo 2.[94]

Recentemente, vários relatórios descreveram uma relação positiva entre a formação de radicais livres na formação de lesões inflamatórias provocadas por agentes patogénicos periodontais específicos e a influência dos antioxidantes na saliva e na atividade da doença periodontal. As espécies bacterianas consideradas importantes para a progressão da doença periodontal e para a formação de uma lesão inflamatória estimulam o hospedeiro a responder a estas bactérias infectantes através de respostas imunitárias específicas e não específicas, bem como da libertação de radicais livres reactivos para os fagócitos e de uma série de alterações metabólicas sob o controlo de várias citocinas.

Embora a prevenção da destruição periodontal seja de importância primordial, é evidente que as estratégias de intervenção precoce, modalidades de tratamento mais específicas e uma avaliação mais eficaz do sucesso do tratamento são áreas de grande interesse em periodontologia. Foram efectuados vários estudos para avaliar os efeitos dos AINEs na periodontite. Recentemente, verificou-se que o tenidap sódico, que é um antirreumático redutor de citocinas, diminui a PCR em doentes com artrite reumatoide. Também se verificou que tanto os esteróides como os medicamentos anti-reumáticos modificadores da doença (DMARDs)

A diminuição da PCR em 30-70% de doses mais elevadas de AINE parece causar uma diminuição da PCR e do Hp. Tanto o desbridamento oral mecânico como o tratamento com um AINE parecem afetar os marcadores de glicoproteínas séricas de infeção e inflamação.[82]

Estudos recentes destacaram uma ligação mais estreita entre a periodontite e as manifestações sistémicas de infeção e inflamação crónicas. Consequentemente, a resposta de fase aguda poderia servir como biomarcadores valiosos para compreender a contribuição da periodontite para a doença sistémica, oferecendo também uma potencial ligação mecanicista entre os seus efeitos locais e sistémicos. Os mecanismos plausíveis subjacentes a esta relação envolvem a inflamação crónica, tal como a observada na periodontite, iniciando e perpetuando elevações sistémicas em várias citocinas associadas à resposta de fase aguda.

Estudos em animais demonstraram a capacidade das citocinas relacionadas com a resposta de fase aguda, tais como o fator de necrose tumoral, a IL-1 e a IL-6, de influenciar significativamente o metabolismo dos triglicéridos e do colesterol no soro. A presença de reactores de fase aguda no soro de doentes com periodontite sugere que as substâncias nocivas provenientes da cavidade oral podem não só ter impacto no fígado, mas também desafiar vários tecidos e sistemas de órgãos em todo o corpo.

RESUMO E CONCLUSÃO

O objetivo dos cuidados de saúde contemporâneos centra-se cada vez mais na prevenção e não no tratamento, com esforços de investigação destinados a identificar factores de predisposição para numerosas doenças sistémicas. Durante muitos anos, a periodontite foi vista apenas como uma doença oral. No entanto, nos últimos anos, surgiram provas científicas substanciais que indicam que as infecções localizadas associadas à periodontite podem ter um impacto profundo na saúde sistémica dos seres humanos e dos animais.[106] A periodontite continua a ser prevalente em muitos países, apesar da disponibilidade de modalidades de tratamento bem sucedidas e de medidas preventivas bem compreendidas. Tal como a aterosclerose, as doenças periodontais são condições inflamatórias. A reação de fase aguda pode servir como indicador da saúde geral, incluindo estados como a fome e o crescimento. As citocinas pró-inflamatórias e as proteínas do sangue provenientes do fígado são parâmetros potenciais para monitorizar as alterações induzidas.[4]

As proteínas de fase aguda (APP) são particularmente úteis para a monitorização da saúde em comparação com as citocinas, porque permanecem estáveis na circulação durante 48 horas ou mais após um único estímulo, enquanto os níveis de citocinas são eliminados em poucas horas. A determinação dos níveis de APP pode ajudar a monitorizar a saúde de indivíduos individuais, especialmente quando múltiplas variáveis de fase aguda são combinadas num índice. Combinações de variáveis cuidadosamente selecionadas, que podem variar consoante as espécies, podem produzir um indicador nutricional e de fase aguda (NAPI). A incorporação da reação de fase aguda em futuros sistemas de avaliação da saúde para animais e pacientes humanos oferece um mecanismo biologicamente relevante para a avaliação do estado de saúde.

As infecções orais podem desencadear aumentos notáveis nas respostas inflamatórias sistémicas, caracterizadas pela presença de citocinas e reagentes de fase aguda. A progressão da periodontite, influenciada por intervenções terapêuticas orais ou a falta delas, pode ter um impacto significativo nas doenças sistémicas. Assim, a compreensão da interação entre a progressão da periodontite e os factores de risco ligados às doenças cardiovasculares (como a dieta, os lípidos séricos, as respostas de fase aguda, etc.), bem como outras complicações de saúde sistémicas (incluindo bebés com baixo peso à nascença, diabetes e doenças inflamatórias sistémicas), influenciaria profundamente as estratégias de tratamento das doenças periodontais.

O envolvimento significativo dos radicais livres na periodontite e o seu impacto na supressão das defesas antioxidantes e das respostas de fase aguda oferecem perspectivas cruciais para a compreensão dos paralelos entre a periodontite e as complicações de saúde sistémicas. As infecções orais podem, de facto, elevar acentuadamente a resposta inflamatória sistémica através de citocinas e reagentes da fase aguda. Os ensaios de intervenção e a manipulação oral terapêutica são imperativos para atenuar estes efeitos sistémicos e gerir eficazmente a doença periodontal.

No contexto dos indicadores de prognóstico, os reagentes de fase aguda podem fornecer informações valiosas sobre a gravidade e a progressão de determinadas doenças. Os níveis elevados de reactivos de fase aguda estão frequentemente correlacionados com o aumento da inflamação e dos danos nos tecidos, indicando um processo patológico mais grave. A monitorização das alterações nos níveis de RPA ao longo do tempo pode ajudar os prestadores de cuidados de saúde a avaliar a eficácia das intervenções de tratamento e a ajustar as estratégias terapêuticas em conformidade. No entanto, embora os níveis de RPA possam servir como indicadores de prognóstico úteis, não são específicos de uma única doença ou patologia. Podem ser observados níveis elevados de TAEG numa vasta gama de estados inflamatórios e infecciosos, o que torna a interpretação difícil sem ter em conta o contexto clínico e outros resultados de diagnóstico. Além disso, a variabilidade individual na resposta da RPA deve ser tida em conta na interpretação dos resultados.

Em resumo, os reagentes de fase aguda são proteínas sintetizadas pelo fígado em resposta a inflamação, infeção ou lesão tecidular. Servem como biomarcadores para várias doenças e condições, oferecendo informações valiosas sobre a gravidade e a progressão da doença. O futuro dos RPA na medicina dentária é promissor para melhorar ainda mais a sua utilidade prognóstica e de diagnóstico através de avanços como painéis de biomarcadores avançados, aplicações médicas precisas, inovações tecnológicas, análises preditivas, direcionamento terapêutico e fronteiras de investigação em curso.

A integração de dados de RPA com tecnologias emergentes e colaborações interdisciplinares poderá conduzir a avanços significativos no diagnóstico, prognóstico e gestão das doenças, melhorando, em última análise, os resultados para os doentes.

BIBLIOGRAFIA

1. Jain S ,Gautam V, Naseem S., Acute-phase Proteins As a Diagnostic tool J Pharma Sci Bioall 2011;1:118-27.

2. Jeffrey L. Ebersole & David Cappelli, Acute-phase reactants in infections and inflammatory diseases. Perio 2000. 2000; 23:19-49.

3. Cem Gabay, Irving Kushner, Acute-phase Proteins, Encyclopedia of life sciences, 2001.

4. Gruys E., Toussaint M.J.M., Niewold T.A., Koopmans S.J. Acute phase reaction and acute phase proteins , J Zhejiang Univ Sci. 2005 6B(11):1045- 56.

5. Vidal F, Figueredo CMS, Cordovil I. Periodontal Therapy reduces Plasma Levels of Interleukin-6, C - reactive protein, and Fibrinogen in Patients With Severe Periodontitis and Refractory Arterial Hypertension. J Periodontol 2009; 80:786-91.

6. Wu T, Trevisan M, Genco RJ, Falkner KL, Dorn JP, Sempos CT. Examination of the relation between periodontal health status and cardiovascular risk factors: serum total and high density lipoprotein cholesterol, C-reactive protein, and plasma fibrinogen. Am J Epidemiol 2000; 151: 273-82.

7. Cem Gabay, Michael F. Smith, Jr., Denise Eidlen e William P. Arend Denise Eidlen, and William P. Arend Interleukin 1 Recetor Antagonist (IL-1Ra) Is an Acute-Phase Protein, J. Clin. Invest. 1997; 99(12): 2930-40.

8. Tocci MJ, Schmidt JA. Interleucina-1: estrutura e função. In: Remick DG, Friedland JS, ed. Cytokines in health and disease. New York: Marcel Dekker, 1997; 1-28.

9. Peter C. Heinrich, Jose V. Castell e Tilo an dust Interleukin-6 and the acute phase response, Biochem. J. 1990; 265: 621-636.

10. Hogarth MB, Gallimore R, Savage P, Palmer AJ, Starr JM, Bullpitt CJ, Pepys MB. Acute phase proteins, C-reactive protein and serum

amyloid A protein, as prognostic markers in the elderly inpatient. Age Ageing 1997; 26: 153-158.

11. Goutoudi P, Diza E, Arvanitidou M. Effect of periodontal therapy on crevicular fluid interleukin-6 and interleukin-8 levels in chronic periodontitis. Int. J. of Dent. 2012;12:1-8

12. E. Tirziu et al. Proteínas de fase aguda na resposta imunitária. Biochem. J. 1990; 265: 621-636.

13. Ablij H, Meindes A. Proteína C-reativa; história e reavivamento. Eur J Intern Med 2002; 13 (7): 412.

14. Jaye DL, Waites KB. Aplicações clínicas da proteína C-reactiva em pediatria. Pediatr Infect Dis J. 1997; 16: 735-747.

15. Ridker PM, Morrow DA. C-reactive protein, inflammation, and coronary risk (Proteína C-reactiva, inflamação e risco coronário). Cardiol Clin. 2003; 21: 315-325.

16. Pearson TA, Mensah GA, Alexander RW. Centros de Controlo e Prevenção de Doenças; Associação Americana do Coração. Markers of inflammation and cardiovascular disease: application to clinical and public health practice (Marcadores de inflamação e doença cardiovascular: aplicação à prática clínica e de saúde pública): A statement for healthcare professionals from the Centers for Disease Control and Prevention and the American Heart Association (Uma declaração para profissionais de saúde dos Centros de Controlo e Prevenção de Doenças e da Associação Americana do Coração). Circulation. 2003; 107: 499-511.

17. Patricia M.L. Ng, Zhenxiao Jin, Sandra S.H. Tan, Bow Ho, Jeak L. Ding1 A proteína C reactiva: uma proteína de fase aguda de ligação predominante ao LPS que responde à infeção por Pseudomonas. J. Endotox. Res. 2004; 10(3): 164-174.

18. Baumann, H. e Gauldie, J. The acute phase response. Immunol. Today. 2009;15: 74-80.

19. Godenir, N.L., Jeenah, M.S., Coetzee, G.A., Van der Westhuyzen,

D.R., Strachan, A.F. e De Beer, F.C. Standardization of quantication of serum amyloid A protein (SAA) in human serum. J. Immunol. Methods. 1985; 83: 217-225.

20. Andreas Artl, Gunther Marsche, Sophie Lestavel, Wolfgang Sattler e Ernst Malle, Role of Serum Amyloid A During Metabolism of Acute-Phase HDL by Macrophages, Arterioscler Thromb Vasc Biol. 2000; 20: 763-772.

21. Akira S, Hirano T, Taga T, Kishimoto T. Biologia das citocinas multifuncionais: IL 6 e moléculas relacionadas (IL 1 e TNF). FASEB J. 1990; 4:2860 -2867

22. Jensen LE, Whitehead AS. Regulação da expressão da proteína amiloide A sérica durante a resposta da fase aguda. Biochem J. 1998; 334: 489-503.

23. Malle E, De Beer FC. Human serum amyloid A (SAA) protein: a prominent acute-phase reactant for clinical practice. Eur J Clin Invest. 1996; 26:427435.

24. Kumon Y, Loose LD, Birbara CA, Sipe JD. A artrite reumatoide apresenta uma redução da fase aguda e um aumento da proteína amiloide A sérica constitutiva no líquido sinovial relativamente ao soro. Uma comparação com a proteína C-reactiva, J Rheumatol. 1997; 24: 14-19.

25. Moshage H. Cytokines and the hepatic acute phase response. J Pathol. 1997; 181: 257-266.

26. Sahingur SE, Sharma A, Genco RJ. Associação do aumento dos níveis de fibrinogénio e do polimorfismo - 455/A do gene do fibrinogénio com a periodontite crónica. J Periodontol 2003; 74: 329-337.

27. Page RC, Schroeder HE. Patogénese da doença periodontal inflamatória. Um resumo do trabalho atual. Lab. Invest 1976; 34 (3): 235-49.

28. De Graf TW, Van der Stelt ME, Anbergen MG, van Dijk W. Expressão

induzida pela inflamação de estruturas de glicano contendo sialil Lewis X na alfa-1-glicoproteína ácida (orosomucoide) em soros humanos. J Exp Med 1993; 177: 657666.

29. Schultz DR, Arnold PI. Propriedades de quatro proteínas de fase aguda: Proteína C-reactiva, proteína amiloide A sérica, glicoproteína alfa 1-ácido e fibrinogénio. Semin Arthritis Rheum 1990; 20: 129-147

30. Graziadei I, Gaggl S, Kaserbacher R, Braunsteiner H, Vogel W: The AcutePhase Protein al-Antitrypsin Inhibits Growth and Proliferation of Human Early Erythroid Progenitor Cells (Burst-Forming Units-Erythroid) and of Human Erythroleukemic Cell (sK 562) In Vitro by Interfering With Transferrin Iron Uptake, Blood, 1994; 83(1) : 260-268.

31. Perlmutter RM, Cole FS, Kilbridge P, Rossing TH, Colten HR: Expressão do orgão inibidor da alfa-l-proteinase em monócitos e macrófagos humanos. Proc Natl Acad Sci USA. 1985; 82: 795-799.

32. Yuan ZA, Soprano KJ, Kueppers F: Resposta da alfa-l-antitripsina de macrófagos alveolares estimulados. J Cell Biochem.1992; 49:410-416.

33. Crystal RC: Deficiência de alfa-l-antitripsina, enfisema e doença hepática. Base genética e estratégias de tratamento. J Clin Invest .1990; 85: 13423-52

34. Breit SN. Wakefield D, Robinson P, Luckhorst E, Clark P, Penny R: O papel da deficiência de alfa-l-antitripsina na patogénese das doenças imunitárias. Clin Immunol Immunpathol 1985; 35: 363-343.

35. Kristin M. Huntoon,Yanping Wang, Cheryl A. Eppolito, Karen W. Barbour, Franklin G. Berger, Protul A. Shrikant, e Heinz Baumann, Oh, S. K., Ross, S., Walker, J., Zeisel, S., The acute phase protein haptoglobin regulates host immunity , role of a SER immune suppressor in immune surveillance. Immunology. 1988; 64:73-79.

36. Israel, L., Samak, R., Edelstein, R., Bogucki, D., Breau, J. L. Efeitos imunossupressores das proteínas de reação de fase aguda papel fisiopatológico em doentes com cancro. ann. med. interne

(paris) 1981;132(1):26-9.

37. Xie, Y., Li, Y., Zhang, Q., Stiller, M. J., Wang, C. L., Streilein, J. W. Haptoglobin is a natural regulator of Langerhans cell function in the skin J. Dermatol. Sci. 2000; 24: 25-37

38. Turner GA. Haptoglobina. Uma molécula repórter potencial para alterações da glicosilação na doença. Adv Exp Med Biol 1995; 376: 231-238.

39. Wewers MD. Citocinas e macrófagos. In: Remick DG, Friedland JS, ed. Cytokines in health and disease. New York: Marcel Dekker, 1997; 7:339-356.

40. Arai T, Tabona P, Summerfield JA. Human mannose-binding protein gene is regulated by interleukins, dexamethasone and heat shock. Q J Med 1993; 86: 575-582

41. Knittel T, Fellmer P, Neubauer K, Kawakami M, Grundmann A, Ramadori G. A protease activadora do complemento P100 é expressa pelos hepatócitos e é induzida pela IL-6 in vitro e durante a reação de fase aguda in vivo. Lab Invest 1997; 77: 221-227.

42. Moffat GJ, Tack BF. Regulation of C4b-binding protein gene expression by the acute-phase mediator's tumor necrosis fator-alpha, interleukin-6, and interleukin-1. Biochemistry 1992; 31: 12376-12384.

43. Hardardottir I, Sipe J, Moser AH, Fielding CJ, Feingold KR, Grunfeld C. LPS and cytokines regulate extra hepatic mRNA levels of apolipoproteins during the acute phase response in Syrian hamsters. Biochim Biophys Ata 1997; 1344: 210-220.

44. Vadas P, Grouix B, Stefanski E, Wloch M, Pruzanski W, Schroeder J, Gauldie J. Coordinate expression of group II phospholipase A2 and the acute-phase proteins haptoglobin and α1-anti-chymotrypsin by HepG2 cells. Clin Exp Immunol 1997; 108: 175-180.

45. Jonsson P, Linder C, Genell S, Ohlsson K. Extrapancreatic origin of the pancreatic secretory trypsin inhibitor as an acute-phase reactant. Pancreas 1996; 12: 303-307.

46. Young E, Podor TJ, Venner T, Hirsh J. A indução da reação de fase aguda aumenta as proteínas de ligação à heparina no plasma. Arterioscler Thromb Vasc Biol 1997; 17: 1568- 74.

47. Krasteva A, Kisselova A. Salivary acute phase proteins as biomarker in oral and systemic disease. Acute phase proteins as early non-specific biomarkers of human and veterinary diseases. InTech Europe. 2011; 10:69-88.

48. Paraskevas S, Huizinga JD, Loos BG. Uma revisão sistemática e meta-análises sobre a proteína C-reactiva em relação à periodontite. J Clin Periodontol 2008; 35: 277-290.

49. Perdiz P, Wacher N, Laredo-Sanchez F, Halabe Cherem J, Lifshitz A. Circadian variation of human acute phase response. Arch Med Res 1996; 27: 157-163

50. S.C. Gupta, Vikas Jindal, Rambhika Thakur, Proteína C-reactiva e o seu papel na periodontite, Ind. J. Dental Sci. 2011; 3(1) :31-32.

51. Cem Gabay e Irving Kushner, Acute-Phase Proteins And Other Systemic Responses To Inflammation, The New England J. Med. 1999; 6: 448-454.

52. Murat Inanç Cengiz et al., Interactio between Periodontal disease and systemic amyloidosis: from inflammation to amyloidosis - a troubling connection, J. Periodontal 2012; 82(4): 566-574.

53. Pepys MB, Lanham JG, De Beer FC. Proteína C-reactiva no LES. Clin Rheum Dis 1982; 8: 91-103.

54. May LT, Viguet H, Kenney JS, Ida N, Allison AC, Sehgal PB. Níveis elevados de interleucina-6 "complexada" no sangue humano. J Biol Chem 1992; 267:19698-704.

55. Arend WP, Malyak M, Smith MF Jr, et al. Binding of IL-1α, IL-1β, and IL-1 recetor antagonist by soluble IL-1 receptors and levels of soluble IL-1 receptors in synovial fluids. J Immunol 1994; 153(47) 66-74.

56. Pavel Poredos,Markers of Preclinical Atherosclerosis and their Clinical Relevance, The Open Atherosclerosis & Thrombosis Journal,

2015; 44: 247256.

57. Erdogan O, Ongen Z. A importância das proteínas de fase aguda nas síndromes coronárias agudas. Am J Cardiol 1997; 79: 1439-1440.

58. Libby P, Ridker PM, Maseri A. Inflammation and atherosclerosis (Inflamação e aterosclerose). Circulation 2002; 105: 1135-43.

59. Min W-K, Lee JO, Huh JW. Relação entre as concentrações de lipoproteína α em pacientes com resposta de fase aguda e análise de risco para doença coronária. Clin Chem 1997; 43: 1891-1895.

60. M Perno Goldie, C-reactive protein, cardiovascular disease, and periodontal disease , What is new in research Int J Dent Hygiene. 2004; 2: 139-141.

61. Thornalley PJ: Ativação celular por proteínas glicadas: Receptores de AGE, factores de reconhecimento de receptores e classificação funcional de AGEs. Cell Mol Biol. 1998; 44 :1013-1023.

62. Kathryn C.B. Tan, Wing-Sun Chow, Sidney Tam, Associação entre Reactores de Fase Aguda e Produtos Finais de Glicação Avançada na Diabetes Tipo 2. Diabetes Care. 2004;27:223-228.

63. Vlassara H, Brownlee M, Manogue KR, Dinarello CA, Pasagian A: Cachectin/TNF and IL-1 induced by glucose-modified proteins: role in normal tissue remodeling. Science, 1998; 240:1546-48.

64. Vishakha V. Mahajan et al., Acute phase reactants in type 2 diabetes mellitus and their relation to duration of diabetes mellitus Journal of Clinical and Diagnostic Research. 2011; 5(6): 1165-1168.

65. Bansal T, Pandey A, Deepa D, Asthana AK. Proteína C-reactiva (PCR) e a sua associação com a doença periodontal: uma breve revisão. Jornal de investigação clínica e de diagnóstico. 2014; 8(7): 21-24.

66. Morgan K, Scobie G, Marsters P, Kalsheker NA. A mutação no potenciador de α_1 -antitripsina resulta numa resposta de fase aguda deficiente em interleucina-6 devido à perda de cooperação entre factores de transcrição. Biochim Biophys Ata 1997; 1362: 67-76.

67. Campbell et al., The acute phase reactant response to respiratory infection with Chlamydia Pneumonia: implications for the pathogenesis of atherosclerosis, Microbes Infect. 2010; 12(8-9): 598-606.

68. Kosmas EN, Baxevanis CN, Papamichail M, Kordossis T. Daily variation in circulating cytokines and acute-phase proteins correlates with clinical and laboratory indices in community-acquired pneumonia. Eur J Clin Invest 1997; 27: 308-315.

69. Thiel S, Holmskov U, Hvid L, Laursen SB, Jensenius JC., The concentration of the C-type lectin, mannan-binding protein, in human plasma increases during an acute phase response. Clin Exp Immunol 1992; 90: 31-35.

70. Borden EC, Chin P. Interleukin-6: a cytokine with potential diagnostic and therapeutic roles. J Lab Clin Med 1994; 123: 824-29.

71. Sin Tak Chu e Ying Chu Lee, Characterization of Acute Phase Proteins, Inflammatory Diseases - Immunopathology, Clinical and Pharmacological Bases. 2012; 1: 299-318

72. Sivridis E, Giatromanolaki A. New insights into the normal menstrual cycle- regulatorymolecules. Histol Histopathol. 2004; 19: 511-6.

73. Maes M, Delange J, Ranjan R, Meltzer HY, Desnyder R, Cooremans W, Scharpe S. Acute phase proteins in schizophrenia, mania and major depression: modulation by psychotropic drugs. Psychiatry Res 1997; 66: 111.

74. W. Shannon Orr, Linda H. Malkas, Robert J. Hickey e John A. Sandoval, Acute Phase Proteins as Cancer Biomarkers, Acute Phase Proteins as Early Non-Specific Biomarkers of Human and Veterinary Diseases. 2011; 1: 1-20.

75. Wei Wei Pang, Puteri Shafinaz Abdul-Rahman, Wan Izlina Wan-Ibrahim, Onn Haji Hashim, Can the acute-phase reactant proteins be used as cancer biomarkers, The Int. J. Biol. Markers. 2010;25 (1):1-11

76. Shacter E, Weitzman SA. Chronic inflammation and cancer (Inflamação crónica e cancro). Oncologia 2002; 16: 217-26.

77. Norman M.E. Estudos das respostas do hospedeiro durante a gengivite experimental em humanos. J Periodontol Res 1979; 14: 361-369.

78. Sibraa PD Deteção e quantificação de proteínas de fase aguda no fluido crevicular gengival através de técnicas de imunodotação direta e indireta. J Clin Periodontol 1991 ; 18: 101- 106.

79. Adunogianakl E. Mooney J and Kinane DF: The ability of gingiyal creyicular fluid acute phase proteins to distinguish healthy gingivitis and periodontitis sites. J Clin Periodontol 1992; 19: 98-102.

80. Short LL, Zoellner H, Hunter N: Associação da proteína amiloide P com patologia nos tecidos periodontais. J Oral Pathol Med 1994; 23: 354-7.

81. Pedersen ED. Salivary levels of α-2 macroglobulin, α-1 antitrypsin, CRP, Cathepsin G and elastase in humans with or without destructive periodontal disease. Arch Oral Biol 1995; 40: 1151-55.

82. Adonogianaki E, Mooney J, Kinane DF: Deteção de locais de periodontite estáveis e activos através da avaliação clínica dos níveis de proteína de fase aguda do crepúsculo gengival. J Periodont Res 1996; 31: 135-143.

83. Ebersole JL, Machen RL, Steffen MJ, Willmann DE. Reagentes sistémicos de fase aguda, proteína C reactiva e haptoglobina, na periodontite do adulto. Clin Exp Immunol 1997;107: 347-52.

84. Williams RC, Offenbacher S. Medicina Periodontal: a emergência de um novo ramo da periodontologia. Periodontol 2000. 2000; 23: 9-12.

85. Loos BG. Elevação de marcadores sistémicos relacionados com doenças cardiovasculares no sangue periférico de pacientes com periodontite. J Periodontol 2000; 71: 1528-34.

86. Slade GD. Resposta inflamatória de fase aguda à doença periodontal na população dos EUA. J Dent Res 2000; 79: 49-57.

87. Noack B, Genco RJ, Trevisan M, Grossi S. As infecções periodontais contribuem para um nível elevado de proteína C-reactiva sistémica. J Periodontol 2001;72: 1221-27.

88. Shapira L. Stahholz A, Rieckmann P. Kruse N: Polimorfismo genético do fator de necrose tumoral e região promotora em famílias com periodontite localizada de início precoce. J Periodont Res 2001; 36: 183-6.

89. Tai H, Endo M, Shimada Y, Gou E, Orima K, Kobayashi T, Yamazaki K, Yoshie H. Associação dos polimorfismos do gene do antagonista do recetor da interleucina-1 com a periodontite de início precoce em japoneses. J Clin Periodontol 2002; 29: 882-88.

90. Mattila K, Vesanen M, Valtonen V, Nieminen M, Palosuo T, Rasi V, Asikainen S. Effect of treating periodontitis on C reactive protein levels: a pilot study. BMC Infectious Diseases 2002; 2: 1-30

91. Craig RG, Yip JK, So MK, Boylan RJ, Socransky SS, Haffajee AD. Relação da doença periodontal destrutiva com a resposta de fase aguda. J Periodontal 2003; 74: 1007-16.

92. Sahingur SE, Sharma A, Genco RJ. Association of increased levels of Fibrinogen and the -455/A Fibrinogen Gene Polymorphism with Chronic Periodontitis. J Periodontol 2003; 74: 329-37.

93. Sergio Guzman, Mamdouh Karima, Hwa-Ying Wang, e Thomas E. Van Dyke, Association Between Interleukin-1 Genotype and Periodontal Disease in a Diabetic Population, J Periodontol 2003;74:1183-1190.

94. Ide M, McPartlin D, Coward PY, Crook M, Lumb P, Wilson RF. Effect of treatment of chronic periodontitis on levels of serum markers of acute-phase inflammatory and vascular responses. J Clin Periodontol 2003; 30: 334-40

95. Leticia Quappe, Lilian Jara, e Néstor J. López,Association of Interleukin-1 Polymorphisms With Aggressive Periodontitis, J Periodontol 2004;75:1509- 15.

96. Yamazaki K, Honda T, Oda T, Ueki-Maruyama K, Nakajima T, Yoshie H, Seymour GJE. Efeito do tratamento periodontal na proteína C-reactiva e nos níveis de citocinas pró-inflamatórias em pacientes com periodontite japonesa. J Periodont Res 2005; 40: 53-8.

97. López NJ, Jara L, Valenzuela CY. Associação dos polimorfismos da interleucina-1 com a doença periodontal. Journal of Periodontology. 2005; 76(2): 234-43.

98. Engebretson S, Chertog R, Nichols A, Hey-Hadavi J, Celenti R, Grbic J. Níveis plasmáticos do fator de necrose tumoral-a em pacientes com periodontite crónica e diabetes tipo 2. J Clin Periodontol 2007; 34: 18-24.

99. Saxlin T, Suominen-Taipale L, Leiviska" J, Jula A, Knuuttila M, Ylostalo P. Papel das citocinas séricas fator de necrose tumoral-a e IL-6 na associação entre o peso corporal e a infeção periodontal. J Clin Periodontol 2009; 36: 100-05.

100. Chirag Shah, Santosh Kumar, Sachin Sinha. Quantitative estimation of acutephase protein (C reactive protein) in gingival crevicular fluid in chronic periodontitis, before and after non-surgical therapy- A clinico biochemical study. Int. J. Med. Res. Pharm. Sci. 2010; 2 (4): 23-32.

101. Taylor B, Tofler G, Morel-Kopp MC, Carey H, Carter T, Elliott M. O efeito do tratamento inicial da periodontite nos marcadores sistémicos de inflamação e no risco cardiovascular: um ensaio aleatório controlado. Eur. J. Oral Sci. 2010; 118: 350-56.

102. Franch-Chillida F, Nibali L, Madden I, Donos N, Brett P. Associação entre polimorfismos da interleucina-6 e periodontite em indianos não fumadores. J Clin Periodontol 2010; 37: 137-44.

103. Filho ISG, Coelho JMF, Cruz SSD, Passos JS, Freitas COT, Farias NSA. Periodontite crônica e níveis de proteína C - reativa. J Periodontol 2011; 82: 969-78.

104. Ahmed Khocht, Kevin Heaney, Malvin Janal e Bobby Turner, Associação dos polimorfismos da interleucina-1 com a periodontite na síndrome de Down, J. Oral Sci. 2011; 53(2):193-202.

105. N. Ravindra Reddy, D. S. Madhu Babu1, Vinathi Reddy, N. Sarath, C. Venkat Subba Reddy, A. Kishore Kumar, Estimativa do fator de necrose tumoral α na periodontite crónica e sua correlação com a gestação pré-termo: A Clinico biochemical study. J. Orofac. Sci. 2012; 4(2):108-113.

106. Nadeem Y. Karimbux, Veeral M. Saraiya, Satheesh Elangovan, Veerasathpurush Allareddy,Taru Kinnunen,Kenneth S. Kornman,i e Gordon W. Duff, Interleukin-1 Gene Polymorphisms and Chronic Periodontitis in Adult Whites: A Systematic Review and Meta-Analysis, J Periodontol 2012;83:1407-19.

107. Renuka Devi Ramamoorthy, Vijaykumar Nallasamy, Raghavendra Reddy, Nalini Esther, Yuvaraja Maruthappan, Uma revisão da proteína C-reactiva: Um indicador de diagnóstico em medicina periodontal, J Pharm Bioallied Sci. 2012 ; 2 (4): S422-S426.

108. Fredriksson M, Bergstrom K, Asman B. IL-8 e TNF-α de neutrófilos periféricos e proteínas de fase aguda na periodontite. Efeito do consumo de cigarros: um estudo piloto. J. Clin. Periodontol 2002; 29: 123-28.

109. Polepalle T, Moogala S, Boggarapu S, Pesala DS, Palagi FB. Proteínas de fase aguda e o seu papel na periodontite: uma revisão. JCDR. 2015; 9(11):ZE01.

110. Archana V, Ambili R, Nisha KJ, Seba A, Preeja C. Reactores de fase aguda na doença periodontal: Conceitos actuais e implicações futuras. J. Invest. Clin. Dent. 2015 ;6(2):108-17.

111. Mohan H. Livro-texto de patologia. Jaypee Brothers Medical Publishers; 2018; 8.

112. Newman MG, Takei H, Klokkevold PR, Carranza FA. Periodontologia

clínica de Carranza. Elsevier health sciences; 2011:11.

113. Grossi SG, Genco RJ. Doença periodontal e diabetes mellitus: uma relação bidirecional. Anais de periodontia. 1998; 3(1):51-61.

114. Genco RJ, Ho AW, Grossi SG, Dunford RG, Tedesco LA. Relationship of stress, distress, and inadequate coping behaviors to periodontal disease. J. Periodontol. 1999; 70(7):711-23.

115. Gupta S, Gupta I, Gupta R, Gupta P. Papel da proteína C-reactiva na doença periodontal - uma revisão. Int. J. Contemp. Med. Res. 2017; 4(5):980-5.

116. Blaizot A, Vergnes JN, Nuwwareh S, Amar J, Sixou M. Doenças periodontais e eventos cardiovasculares: meta-análise de estudos observacionais. Int. dent. J. 2009; 59(4):197-209.

117. Ebersole JL, Nagarajan R, Akers D, Miller CS. Targeted salivary biomarkers for discrimination of periodontal health and disease (s). Front. cell. Infect. microbiol. 2015; 5: 62-68.

118. Salzberg TN, Overstreet BT, Rogers JD, Califano JV, Best AM, Schenkein HA. Níveis de proteína C-reactiva em pacientes com periodontite agressiva. J Periodontol. 2006; 77(6): 933-9.

119. Noack B, Genco RJ, Trevisan M, Grossi S, Zambon JJ, De Nardin E. As infecções periodontais contribuem para um nível elevado de proteína C-reactiva sistémica. J Periodontol. 2001; 72(9): 1221-7.

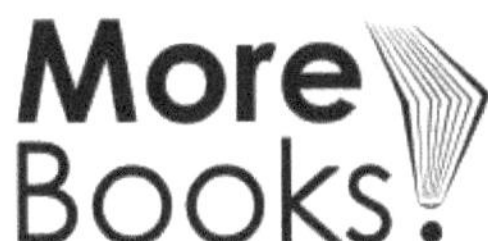

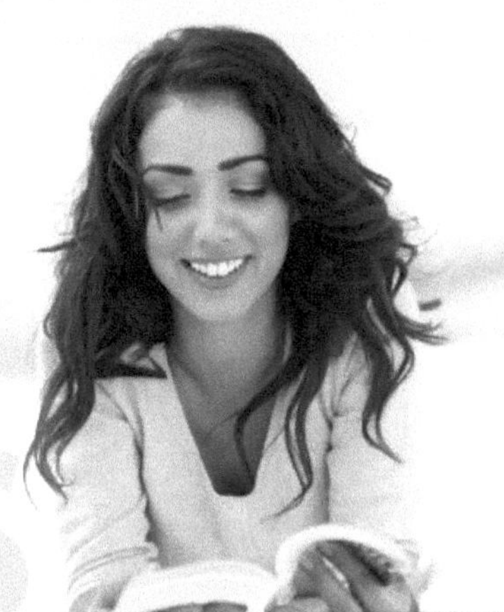

I want morebooks!

Buy your books fast and straightforward online - at one of world's fastest growing online book stores! Environmentally sound due to Print-on-Demand technologies.

Buy your books online at
www.morebooks.shop

Compre os seus livros mais rápido e diretamente na internet, em uma das livrarias on-line com o maior crescimento no mundo! Produção que protege o meio ambiente através das tecnologias de impressão sob demanda.

Compre os seus livros on-line em
www.morebooks.shop

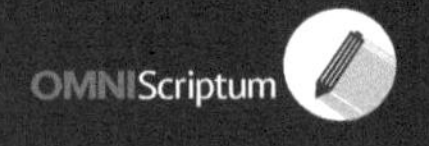

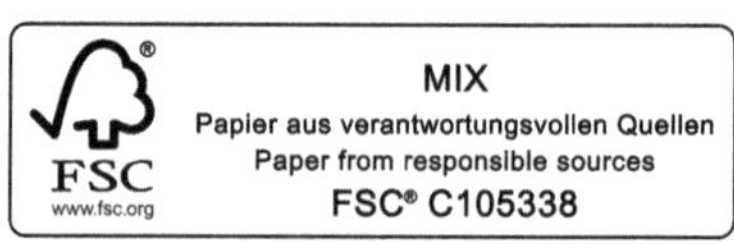

Printed by Books on Demand GmbH, Norderstedt / Germany